綿《わた》本《もと》彰《あきら》の骨盤ヨガ

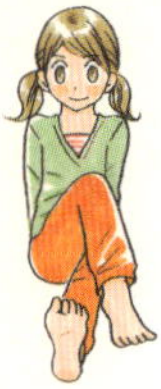
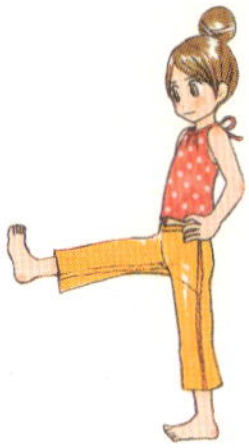
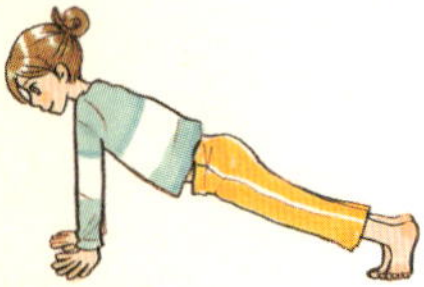
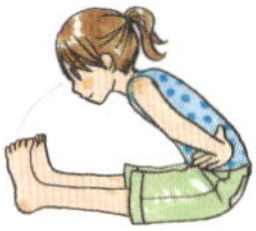
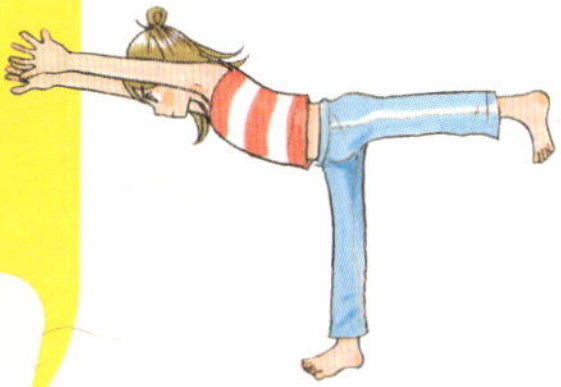
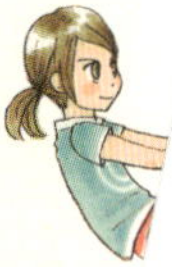
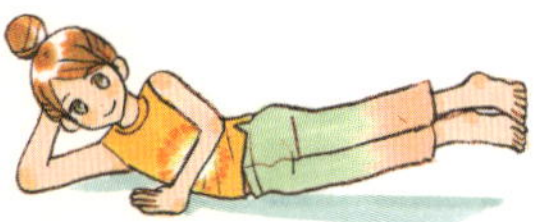
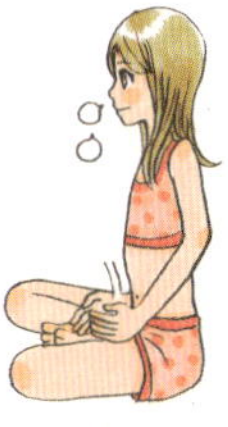

双葉社

骨盤が変われば人生が変わる!!

マンガ・ワタナベチヒロ

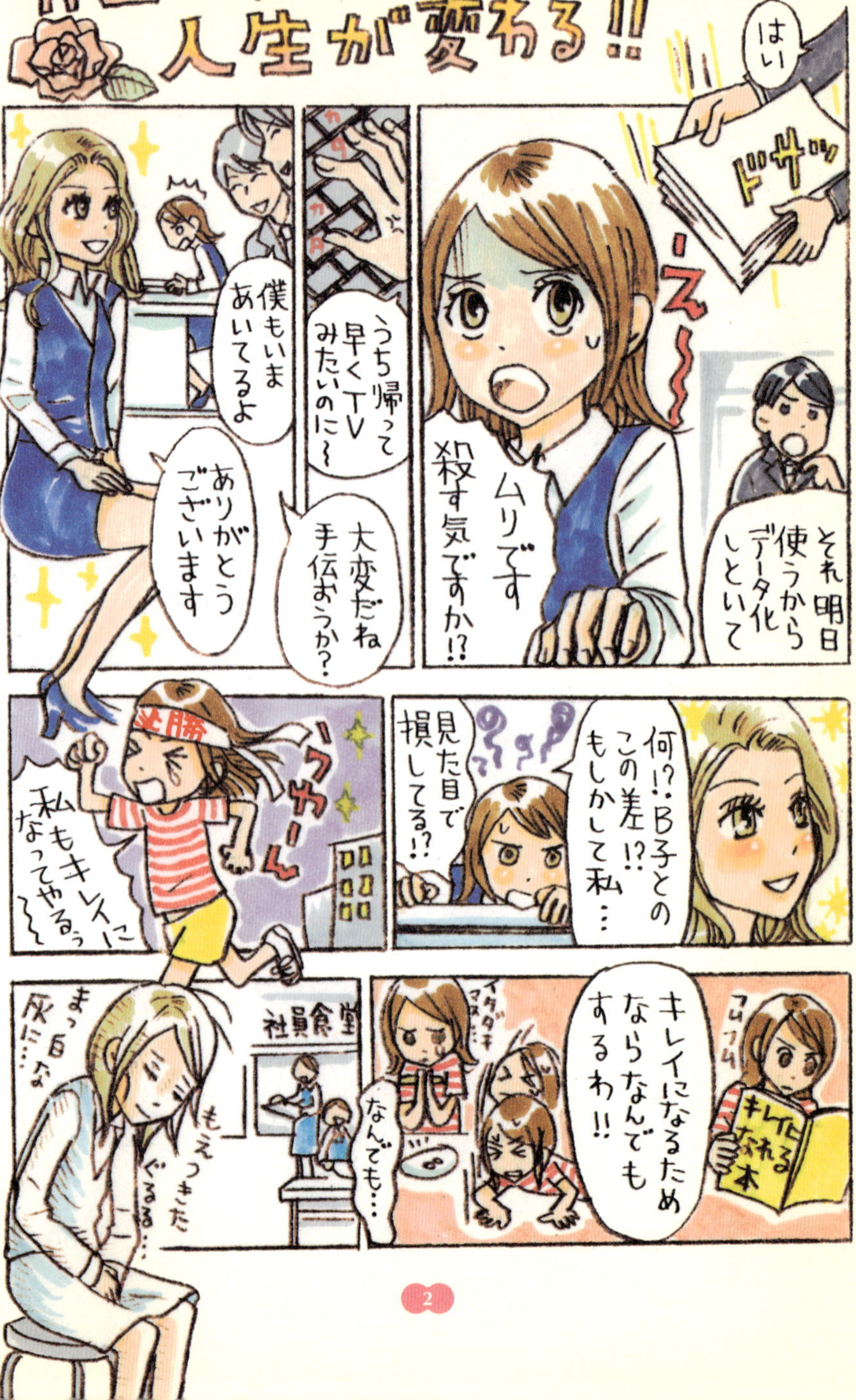

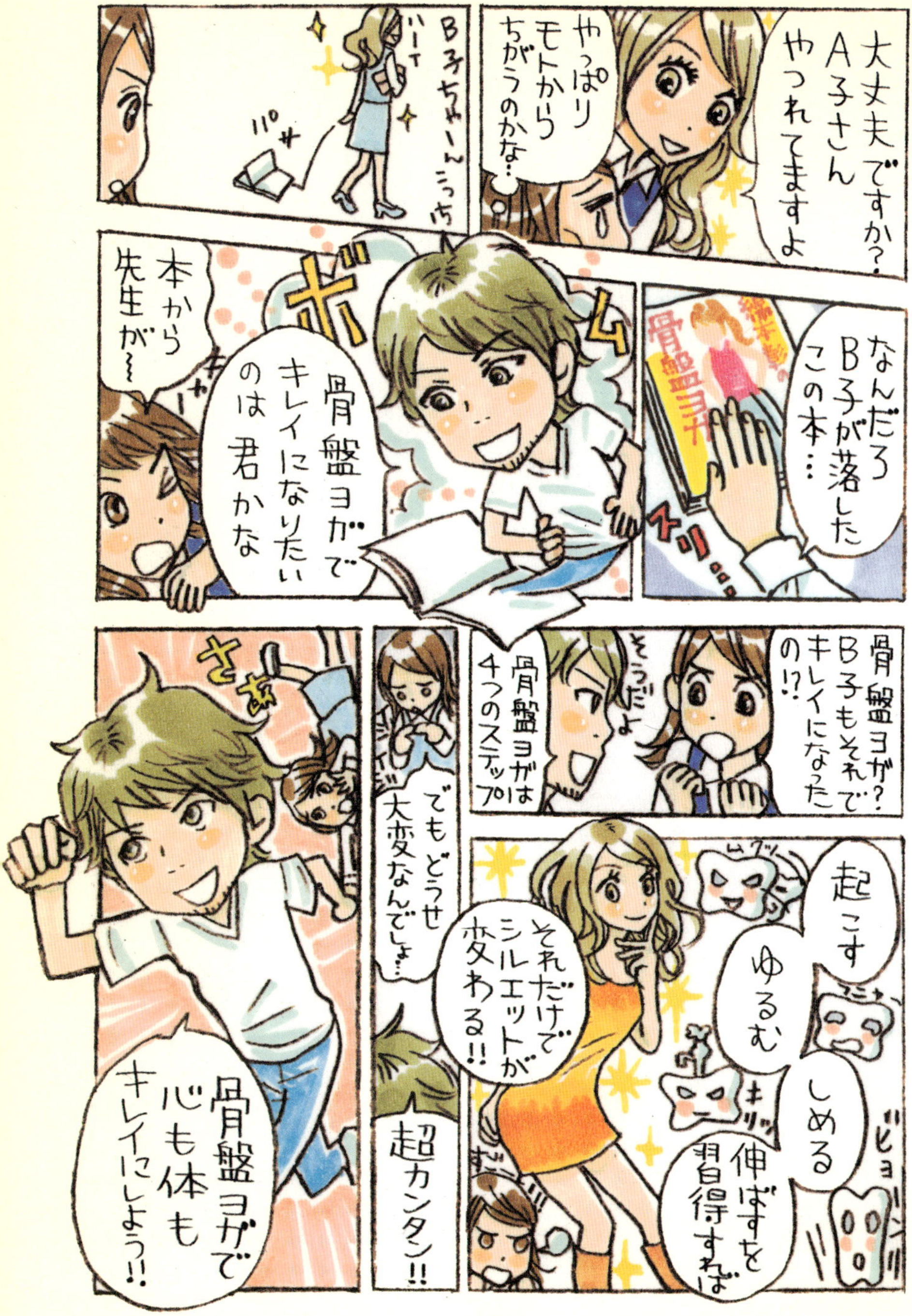
大丈夫ですか？ A子さん やつれてますよ
やっぱり モトから ちがうのかな…
B子ちゃ～ん
ハーイ
パサ
なんだろ B子が落した この本…
骨盤ヨガ
スリ…
ボム
骨盤ヨガで キレイになりたい のは 君かな
本から 先生が～
骨盤ヨガ？ B子もそれで キレイになったの！？
そうだよ
骨盤ヨガは 4つのステップ
起こす
ゆるむ
しめる
伸ばすを 習得すれば
それだけで シルエットが 変わる！！
でもどうせ 大変なんでしょ…
超カンタン！！
骨盤ヨガで 心も体も キレイにしよう！！

はじめに

骨盤ヨガとは、基本的にはヨガポーズをとらない、骨盤調整だけを行うヨガです。

ポーズを行わないヨガと聞くと、何やら麺のないラーメンのように肝心なものがないように思う方も少なくないと思いますが、でも実はその逆なのです。

ヨガから肝心なもの以外をどんどん削り落としていった結果、残されたのが「骨盤調整」というエッセンスだったのです。

そもそもヨガとは、大昔のインドの行者たちが編み出した、心をベストなコンディションに調整するための鍛錬法。そのために体をどう使えばよいかを徹底的に模索し、そして完成させたのが、例のぐにゃぐにゃポーズだったのです。

ただ、無数にあるヨガのポーズも、あらためて突き詰めてみると、実はその本質が背骨の調整にあり、背骨調整の本質が骨盤調整にあることがわかったのです。

だから、骨盤のていねいな調整を行わないヨガのほうが、実は麺のないラーメンのようなもの。本書では、その骨盤調整のエッセンスといえる要素を抜き出し、一冊にまとめてみました。

1章では、骨盤ヨガによって起こる体と心への変化を明らかにし、2章では今の骨盤状態を調べるチェックを用意しました。

そして3章で、骨盤ヨガのやり方とそのメカニズムを詳しく解説しています。

4章では骨盤ヨガの裏奥義《うらおうぎ》として、心と体に変化をもたらす、色のパワーを取り上げました。

最後の5章では、骨盤ヨガの完成度を高めるための、お助けとなるヨガポーズを紹介しています。

今回ご紹介する「骨盤ヨガ」は、長年の研究をベースに、試行錯誤を繰り返して行き着いたものです。

インド5000年の叡知を受け継いだ「骨盤ヨガ」。その驚くべき効果のほどを、ご自分の骨盤で試してみてはいかがでしょうか。

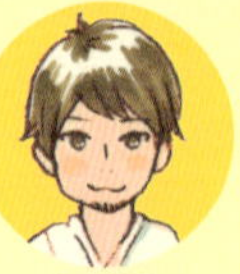

綿本彰の骨盤ヨガ もくじ

第1章 骨盤が変われば人生が変わる！

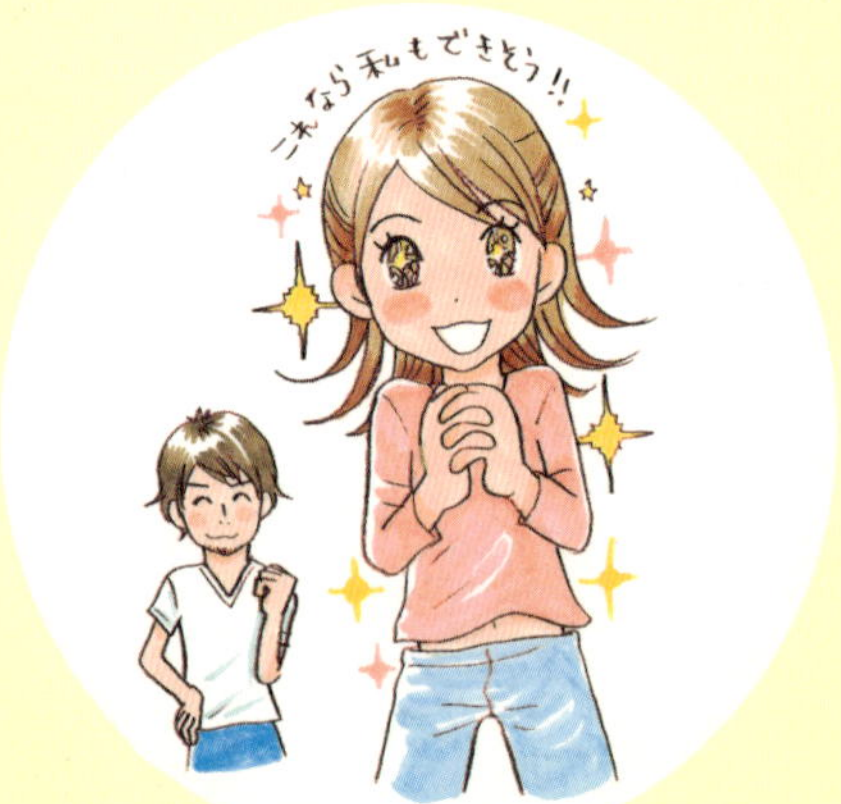

第2章

あなたの骨盤の健康度をチェック！

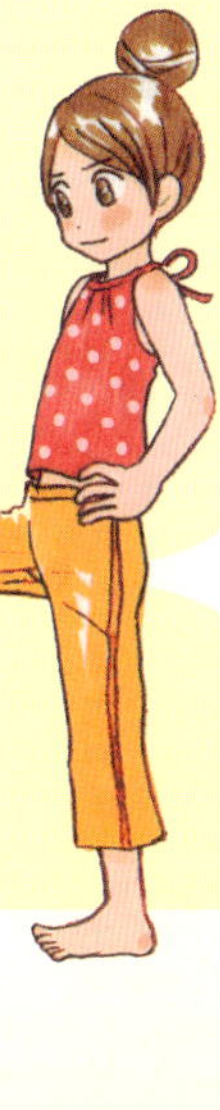

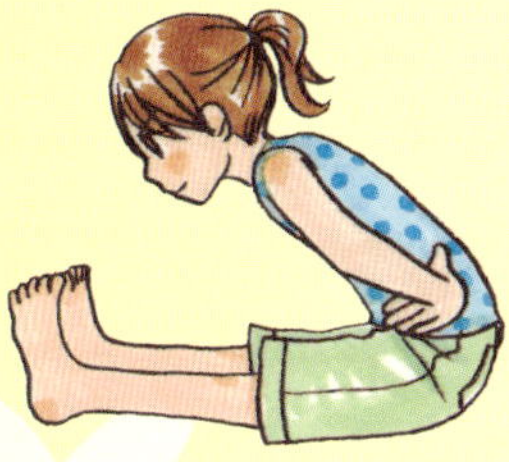

第3章 体と心が変わる 奇跡の骨盤ヨガ

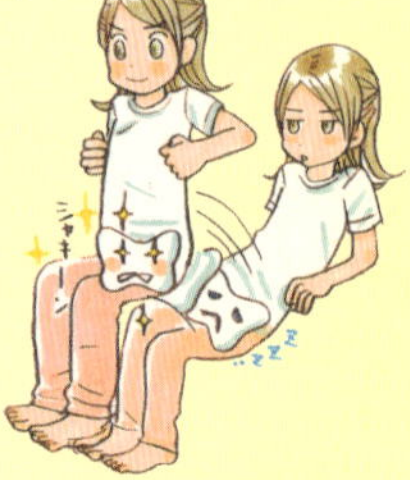

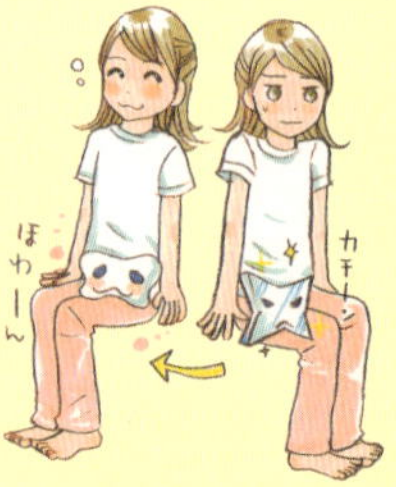

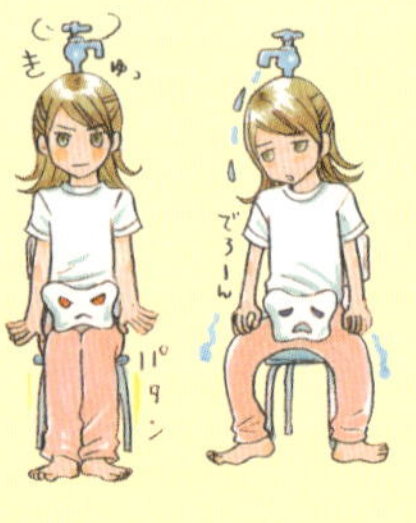

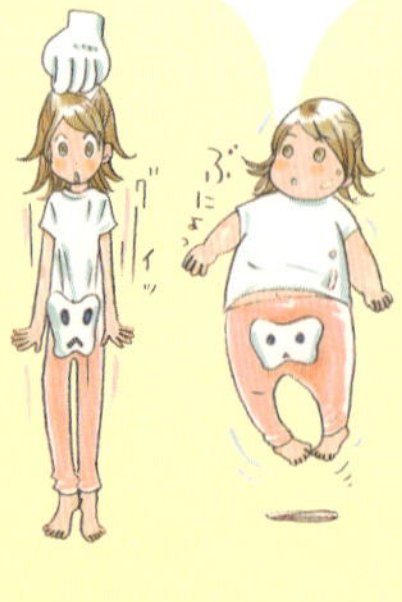

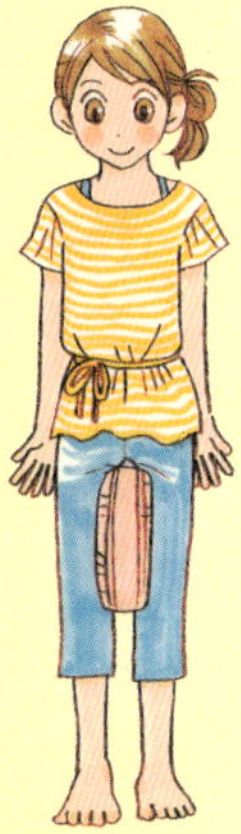

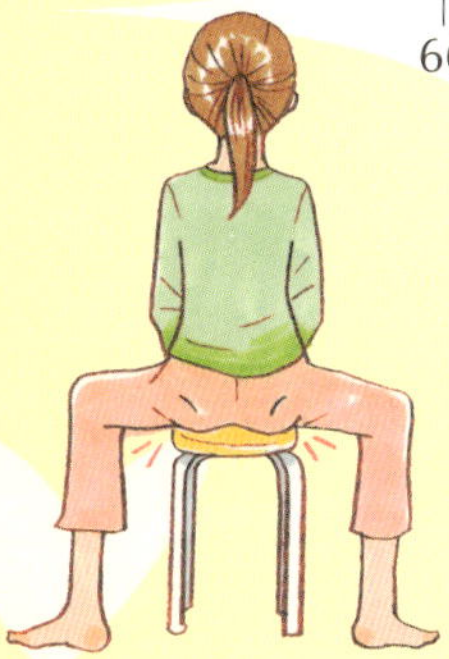

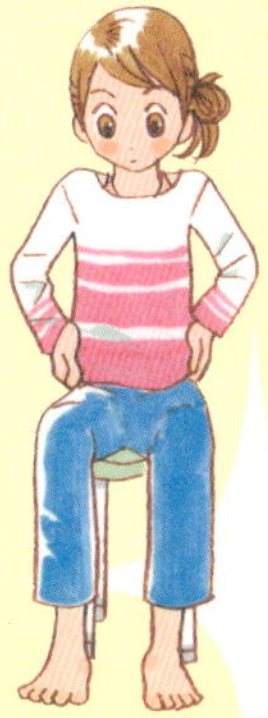

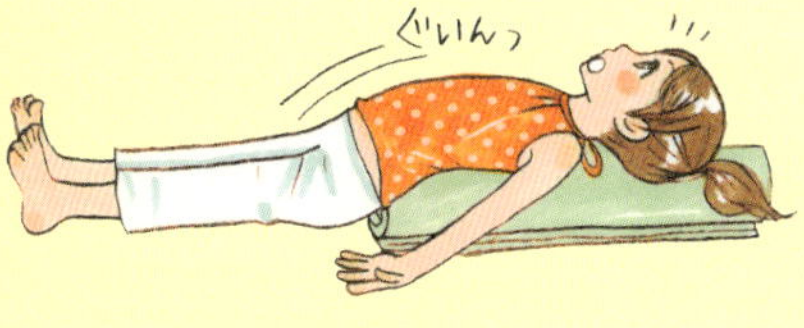
ぐいんっ

第4章
色で効かせる骨盤ヨガの裏奥義

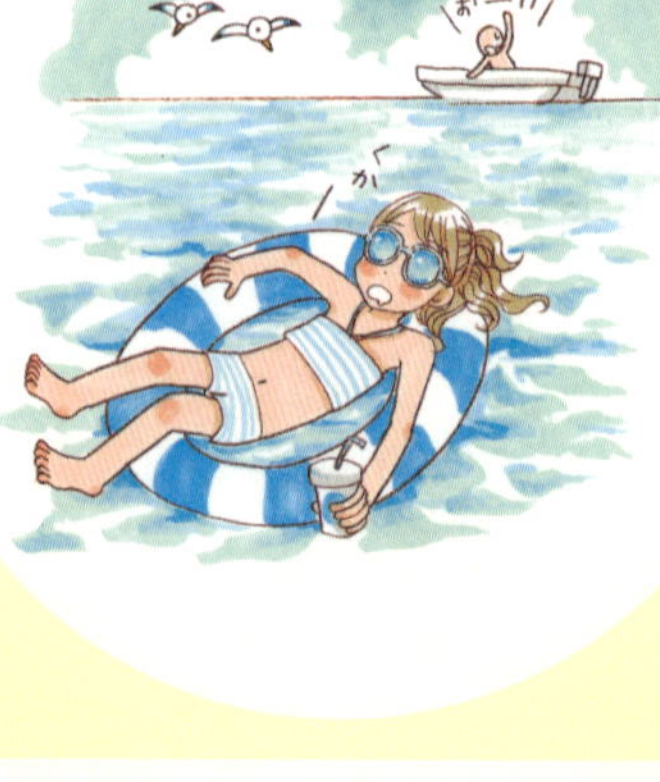

第5章 骨盤改造を助けるヨガポーズ

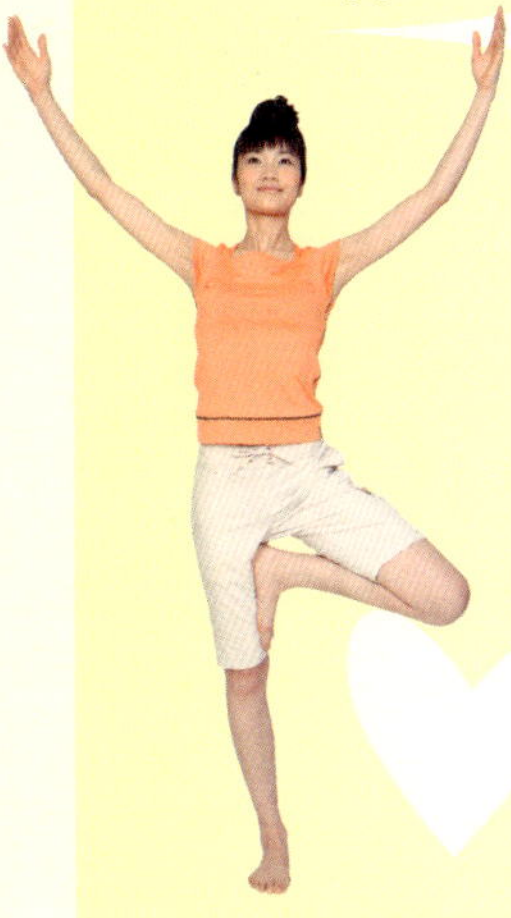
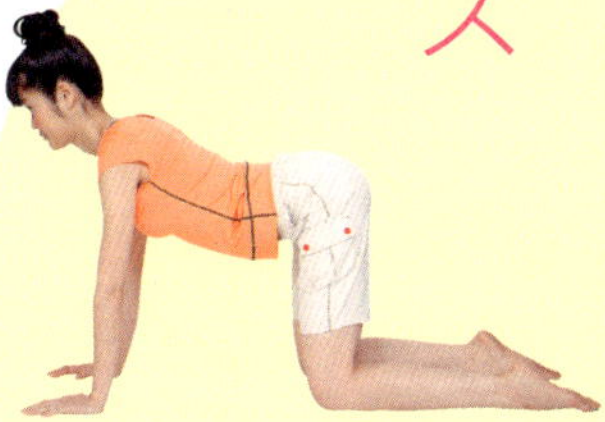
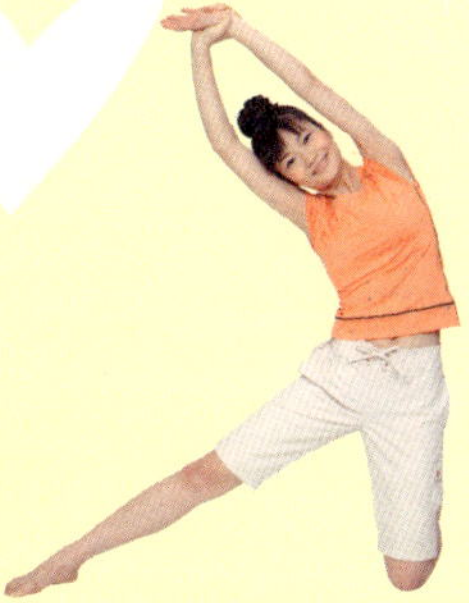
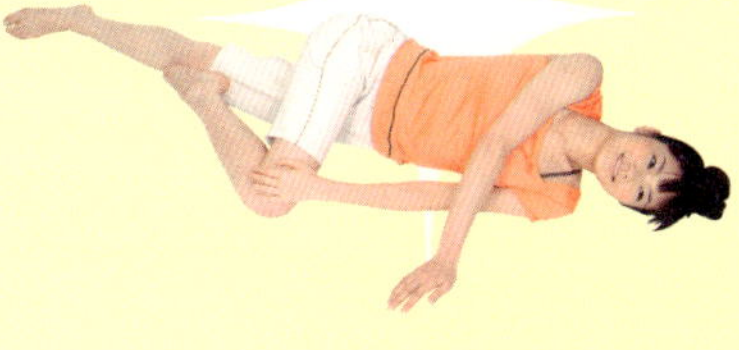

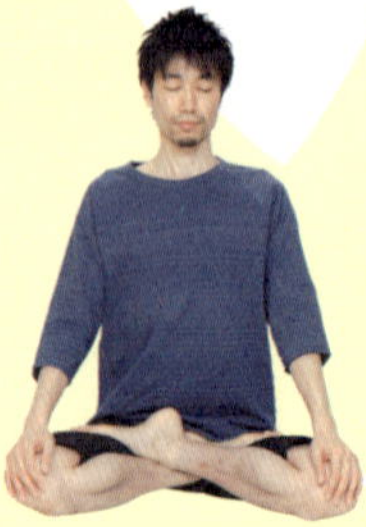

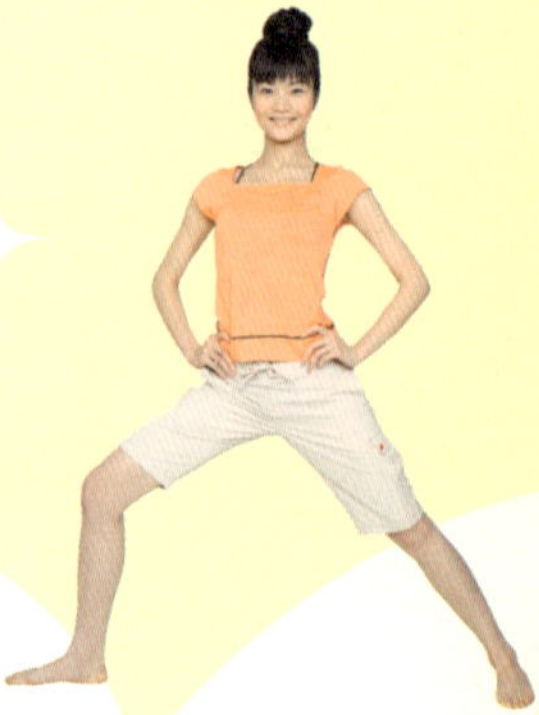

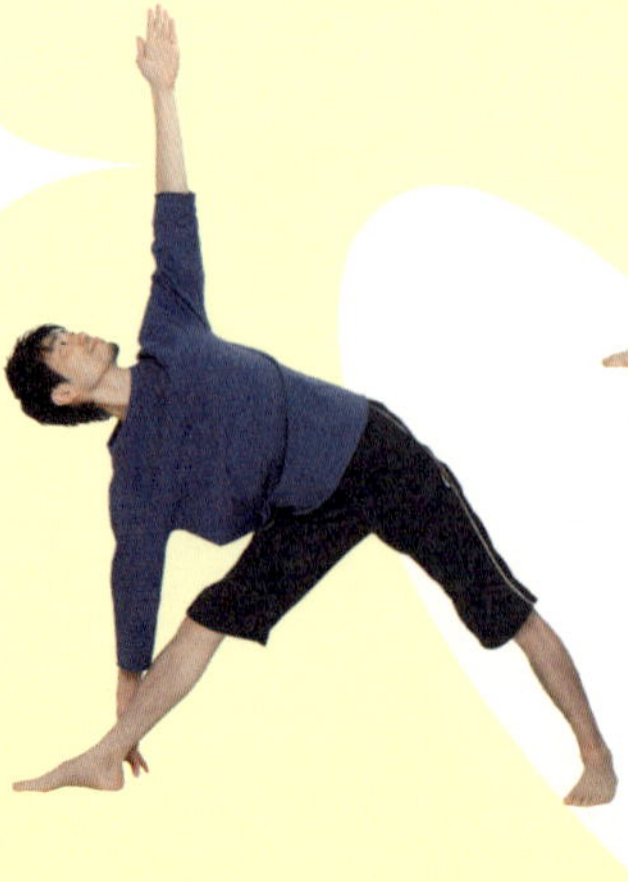

第1章

骨盤が変われば人生が変わる!

キレイになりたいと思っても、今まで何をやっても続かなかった人必見。すべての原因は骨盤にあるのです。体だけではなく心の安定まで骨盤が左右している！ その全貌を説明します。

こんな人こそ骨盤ヨガが必要!!

キレイになりたい! やせたい!

今年こそダイエット! とランニングをはじめたり、話題の健康器具を買ってみたり、近くのジムに入会手続きをしたり……しかしこれがなかなか続かない。

続かないということで、かんたんな飲むだけサプリや、行くだけエステをはじめる人も多いのではと思います。いやいや女の美しさは外見じゃなくて中身よ、ということで自己啓発本を買ってはみるものの結局最後まで読まなかった、なんて声まで耳にします。

そう、女性の口からよく聞くのは、キレイになりたいけど「お金がかかるし、続かない!」ということ。そこでこの度、私が紹介したいのが「骨盤ヨガ」です。

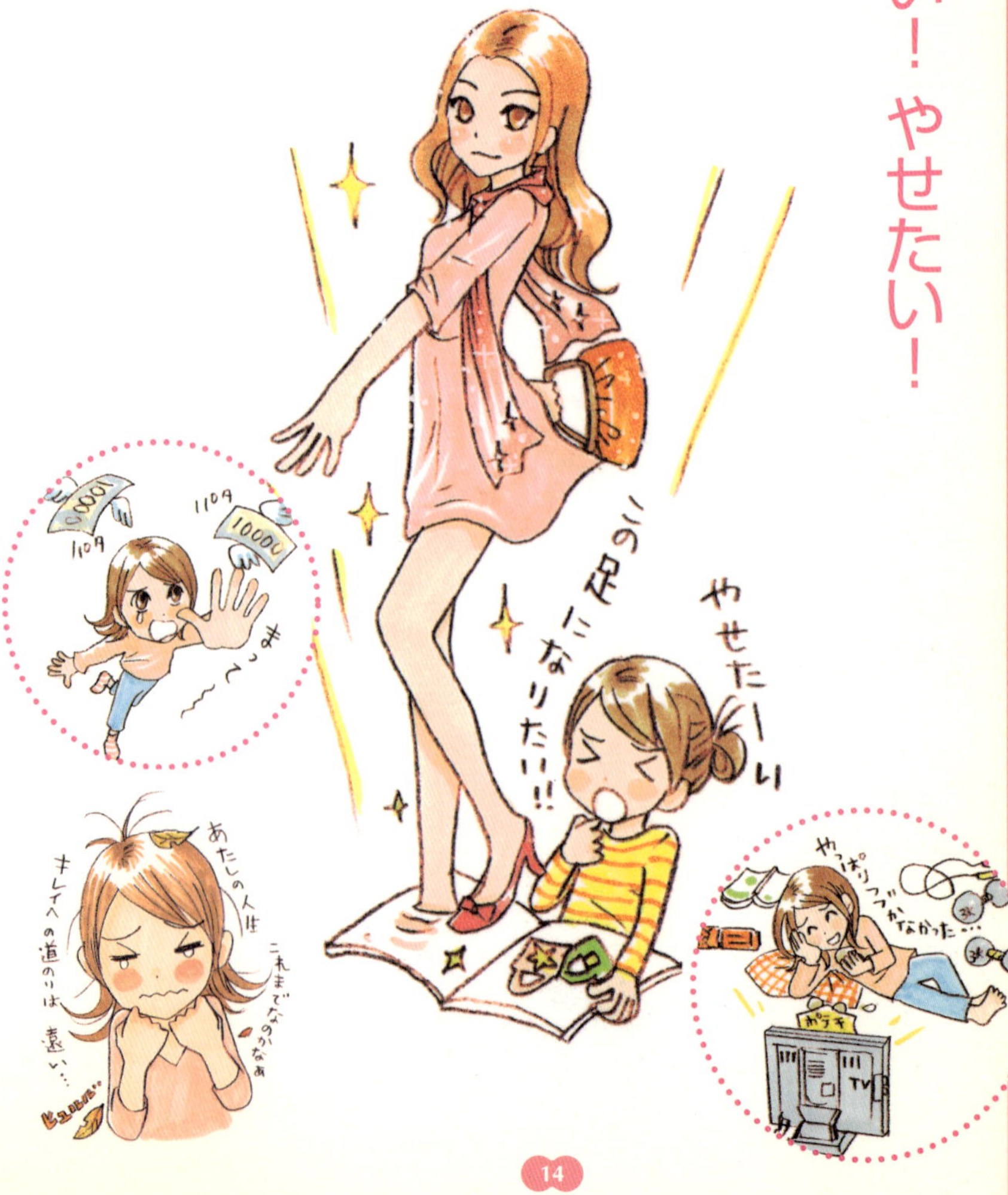
この足になりたい!!
やせたーい
まって〜
やっぱりつづかなかった…
ポテチ
TV
キレイへの道のりは遠い…

かんたん！つらくない！お金がかからない！なのにキレイになってしまう！

率直に言うと、女性がキレイになるカギは骨盤のバランスを整えることにあるのです。それがこれから紹介する骨盤ヨガ。

とてもかんたんで、汗をかくようなハードな動きもなく、歯を食いしばるような努力もいらないので、これでいいの？　と思うほどかもしれません。しかしご安心を。骨盤ヨガはキレイになるカギをギュッと凝縮したもの、だからかんたんなのです。

まずは骨盤がなぜカギなのか、順を追って説明しましょう。

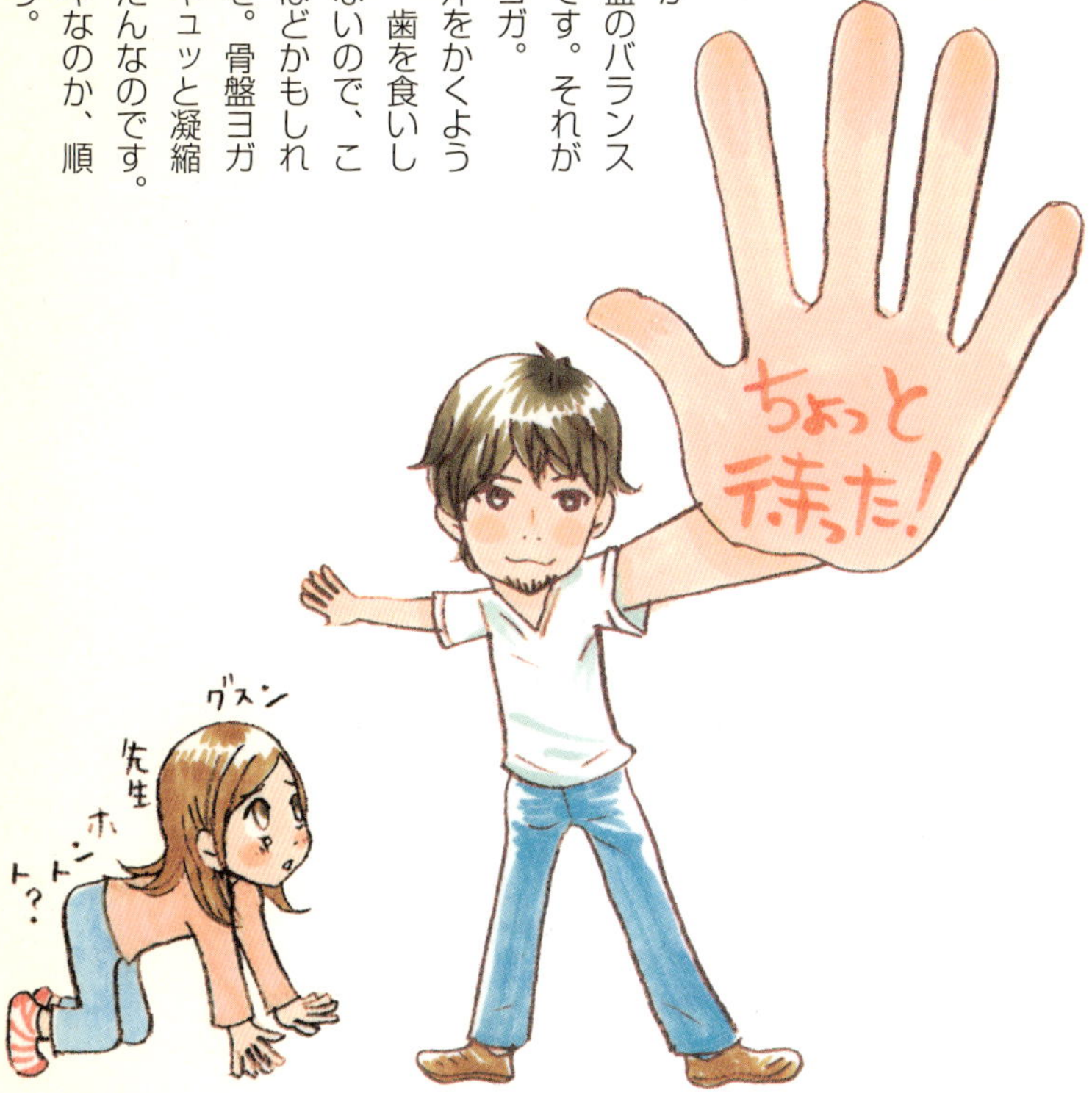
ちょっと待った！
グスン
先生

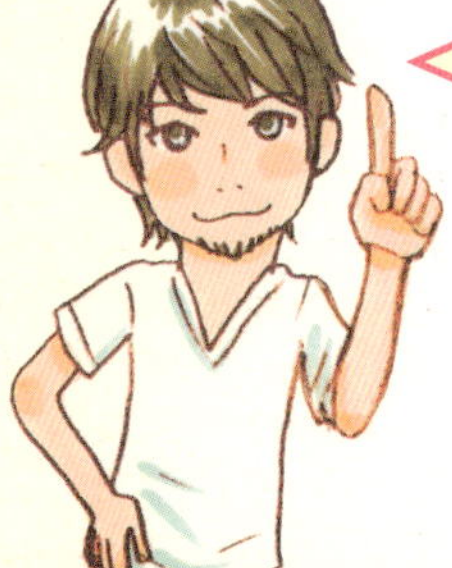

骨盤ヨガは、
今まで何をやっても続かなかった人、
めんどうくさがりでつらいのが嫌な人、
お金をかけずにキレイになりたい人、
そんな人におすすめなのです。

日常のクセが骨盤のバランスを崩している！

ふだん、なにげなくこんなことしていませんか？

最近肌の調子がよくない、食べるとすぐ太る、なんだかやる気がしない、とにかく疲れやすい、などと感じることはありませんか？

それらすべて、実は骨盤のバランスの崩れが原因です。なぜ骨盤のバランスが崩れるかって？　原因はただひとつ。日常のクセです。あなたの日常生活をちょっと見直してみてください。

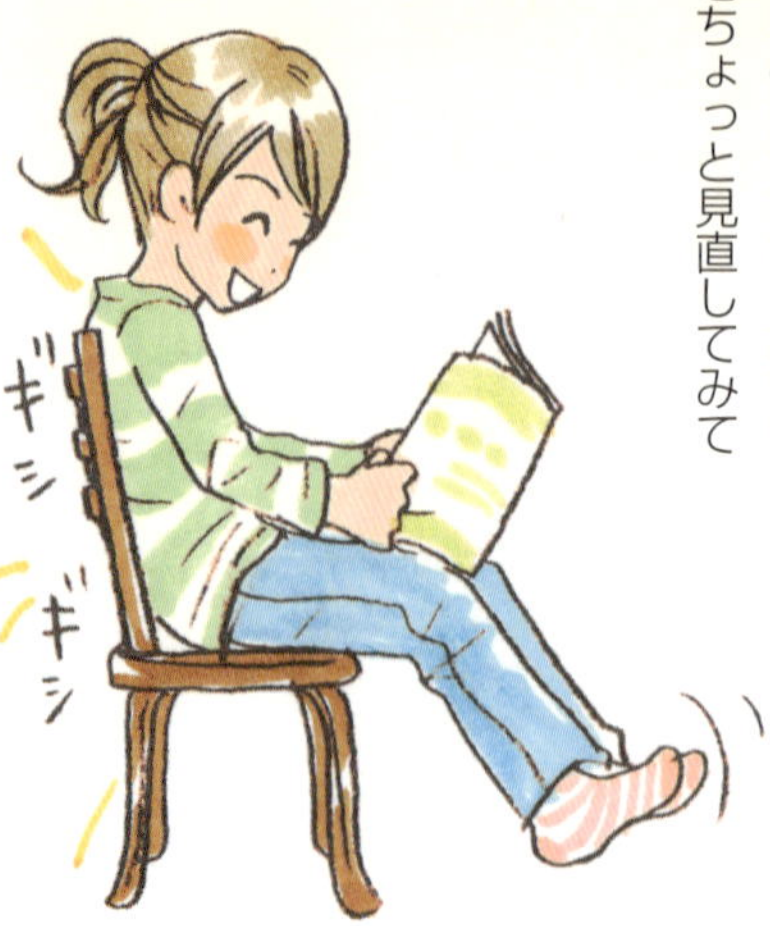

座る

背もたれに頼りきって座る、足を組む、ほおづえをつくなど

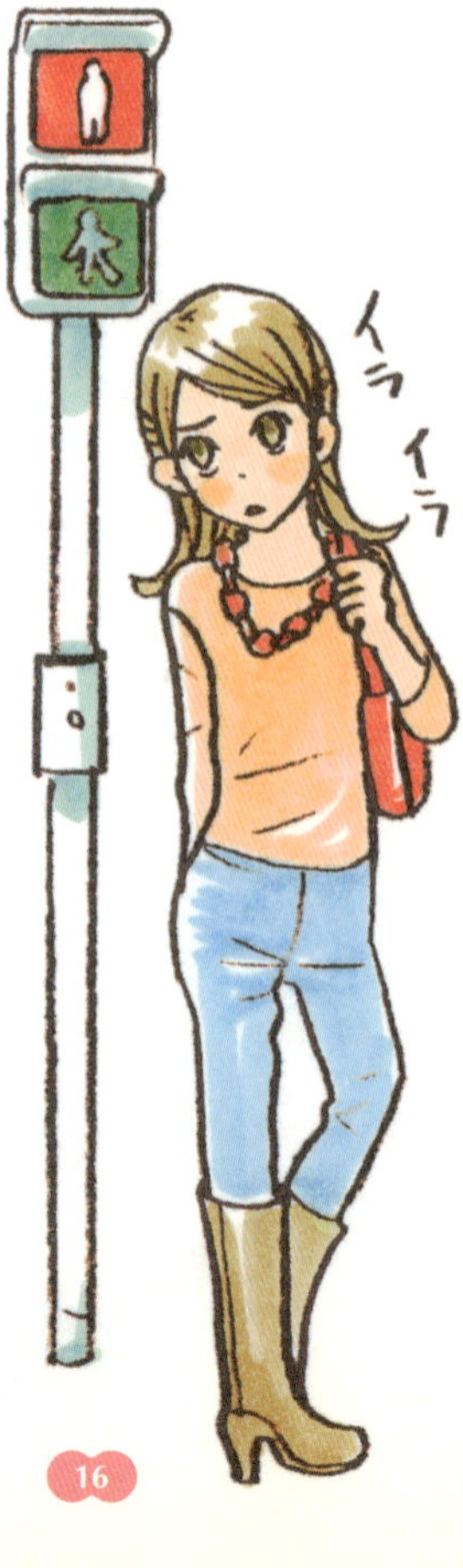

立つ・歩く

片足に重心をのせて立つ、バッグをいつも同じ肩にかける、猫背で前かがみなど

日常のクセが引き起こすマイナスの連鎖

ラクだからとついついしてしまっている日常のクセ。それは、骨盤に負担がかかり、バランスを崩す原因なのです。

骨盤は体の中心なので、その中心がバランスを崩すと、体のあちこちに悪い影響が及びます。例えば内臓やあばら骨を圧迫して代謝を悪くし、余分な脂肪がつきやすくなっていたり……。日常のクセって、こわいんですよ。

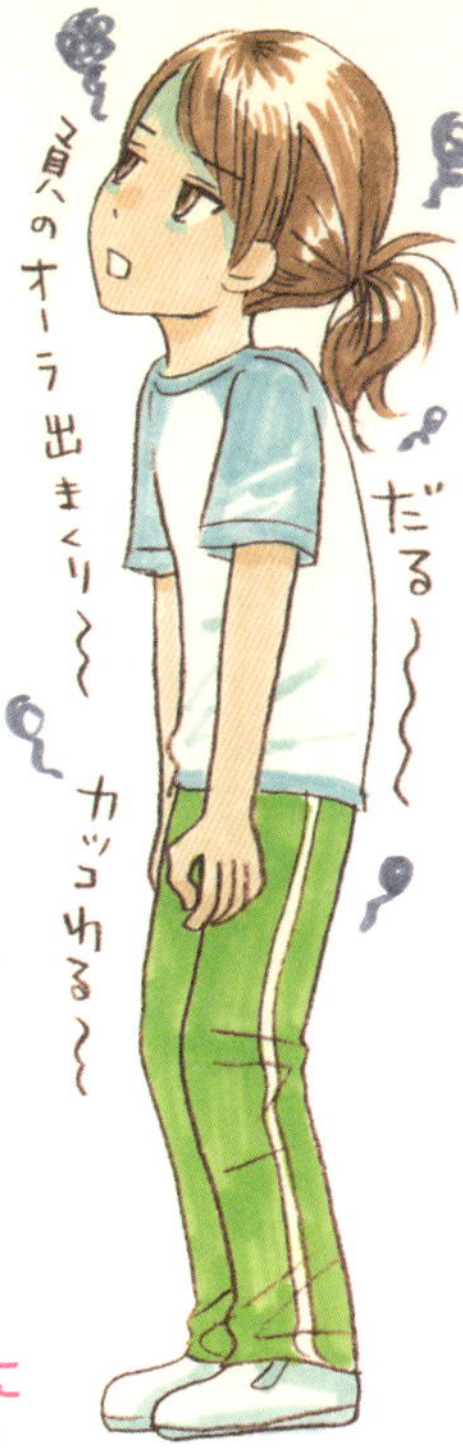
負のオーラ出まくり〜
だる〜
カッコわる〜

悪影響❶
呼吸が浅く、代謝が悪くなる

悪い姿勢が、あばら骨を圧迫。そして横隔膜が圧迫され、深い呼吸ができず全身の代謝が悪くなる

症状 太り体質、肌荒れ、むくみ足

悪影響❷
筋肉が落ちて内臓機能が不調に

内臓は骨がなく筋肉が守っているので、腹筋が落ちると内臓が垂れ下がり、下腹がぽっこり出る

症状 下腹がぽっこり、下半身に余分なぜい肉

悪影響❸
心もどんより気分に

骨盤は心の機能にも影響が（詳しくはp.20参照）。骨盤のバランスが崩れると、イライラの原因にも

症状 やる気がない、イライラする

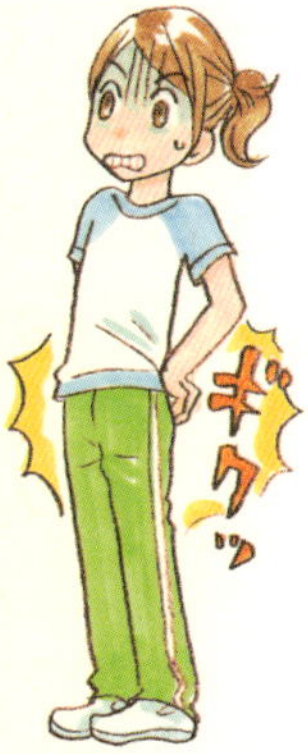
ギクッ

だからといって力ずくで姿勢を正すとさらに悪化

猫背の人が今日から姿勢を正す！といって無理に力ずくで背骨を伸ばすと、筋肉が緊張してかえって悪化する

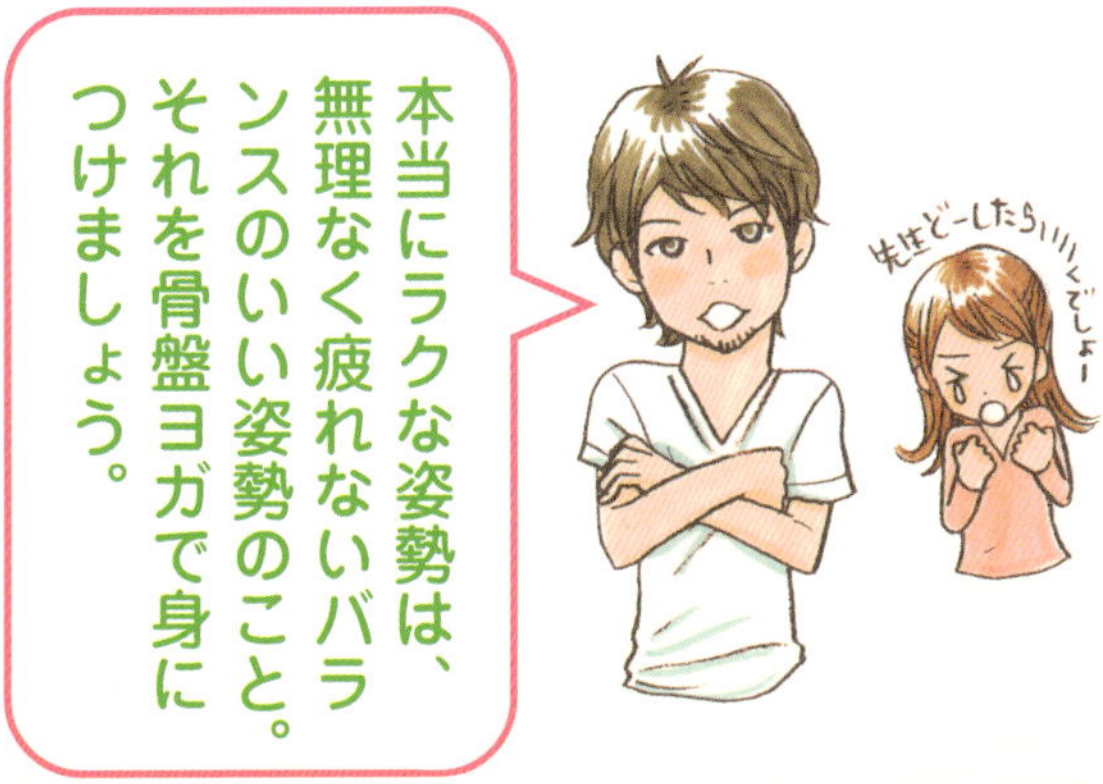
本当にラクな姿勢は、無理なく疲れないいいバランスのいい姿勢のこと。それを骨盤ヨガで身につけましょう。
先生どーしたらいいんでしょー

骨盤を変えると体がみるみる変わる！

よく下半身やせとか部分やせという話を聞きますが、どんなにがんばっても、骨盤のバランスが悪いままではあまり効果が望めません。

どういうことかというと――。

体をひとつのビルに見立てたとき、柱にあたるのが背骨、柱が立つ土台にあたるのが骨盤です。

つまり骨盤をしっかり整えないで二の腕を細くしようとしたり、肌をキレイにしようとするのは、ぬかるんだ土壌にビルを建てようとするようなもの。

古くなった柱を替えないで、今にも倒れそうな建物をペンキだけ塗ってリフォーム完了！　としてしまうのと同じことなのです。

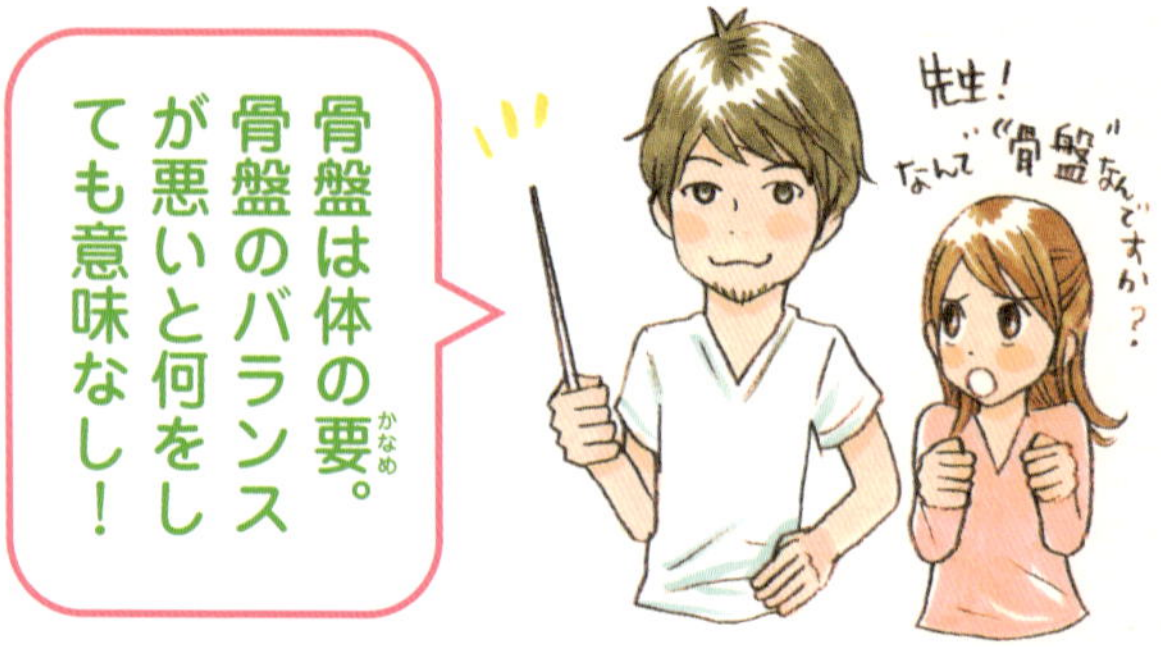
骨盤は体の要《かなめ》。骨盤のバランスが悪いと何をしても意味なし！
先生！
なんで"骨盤"なんですか？

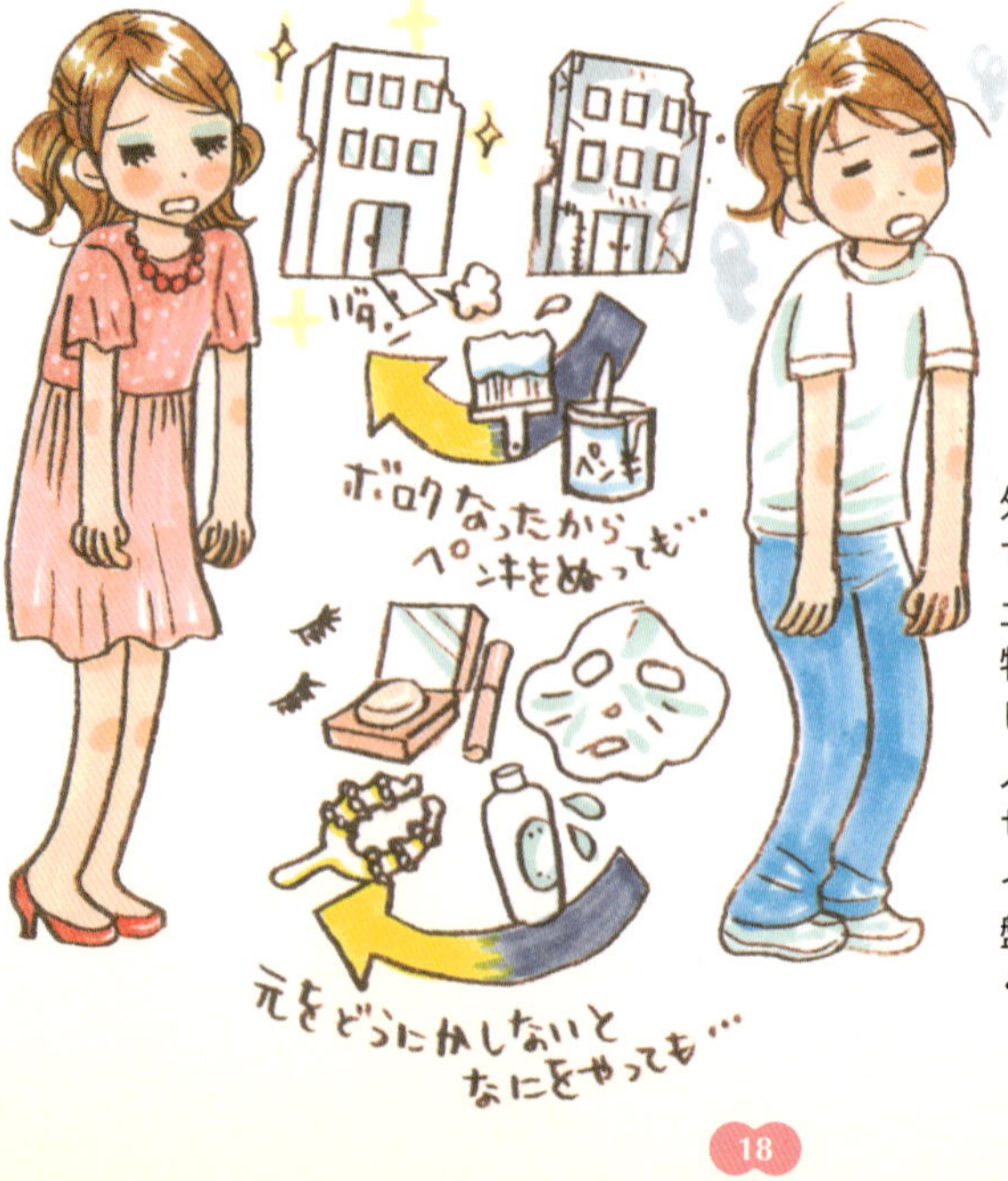
バタン
ペンキ
ボロくなったから
ペンキをぬっても…
元をどうにかしないと
なにをやっても…

外壁のペンキを塗ってキレイにしても、土台や柱がダメな建物ってすぐに倒れてしまいそうでこわい。人間も同じ。部分やせや化粧で一見キレイにしても土台の骨盤がダメだとガタがくる。こわ～

骨盤がきちんとセットされると美人体質になる！

骨盤がバランスのいい状態になると、内臓が正常に動き、深い呼吸ができるようになります。すると全身の新陳代謝が活発になり、血のめぐりもよくなるので、うれしい連鎖が生まれます。理想的な状態に骨盤を調整すると、太り体質から抜け出すのはもちろん、疲れにくく、元気いっぱい、理想ボディになる日も近い!!

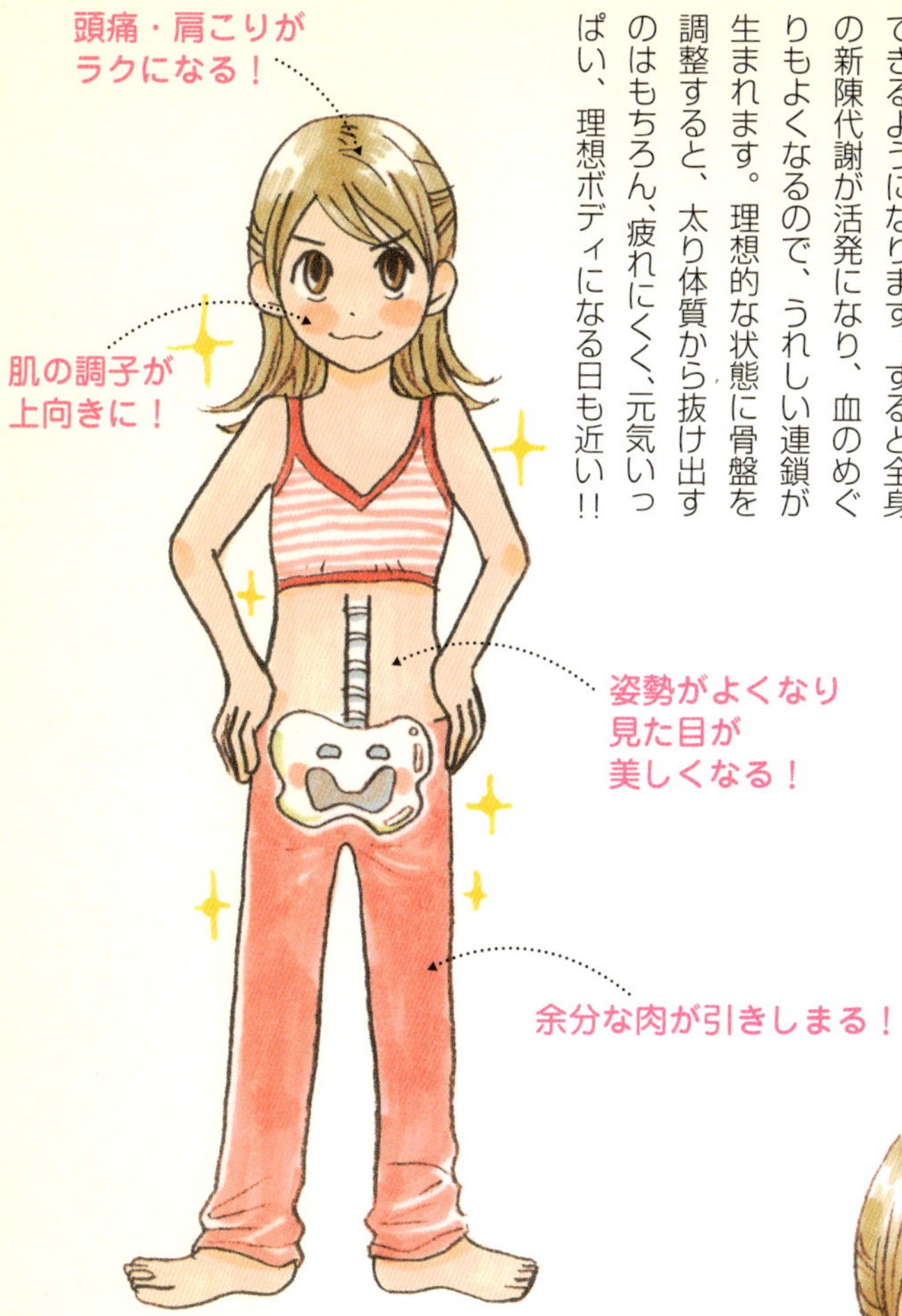
頭痛・肩こりがラクになる！
肌の調子が上向きに！
姿勢がよくなり見た目が美しくなる！
余分な肉が引きしまる！

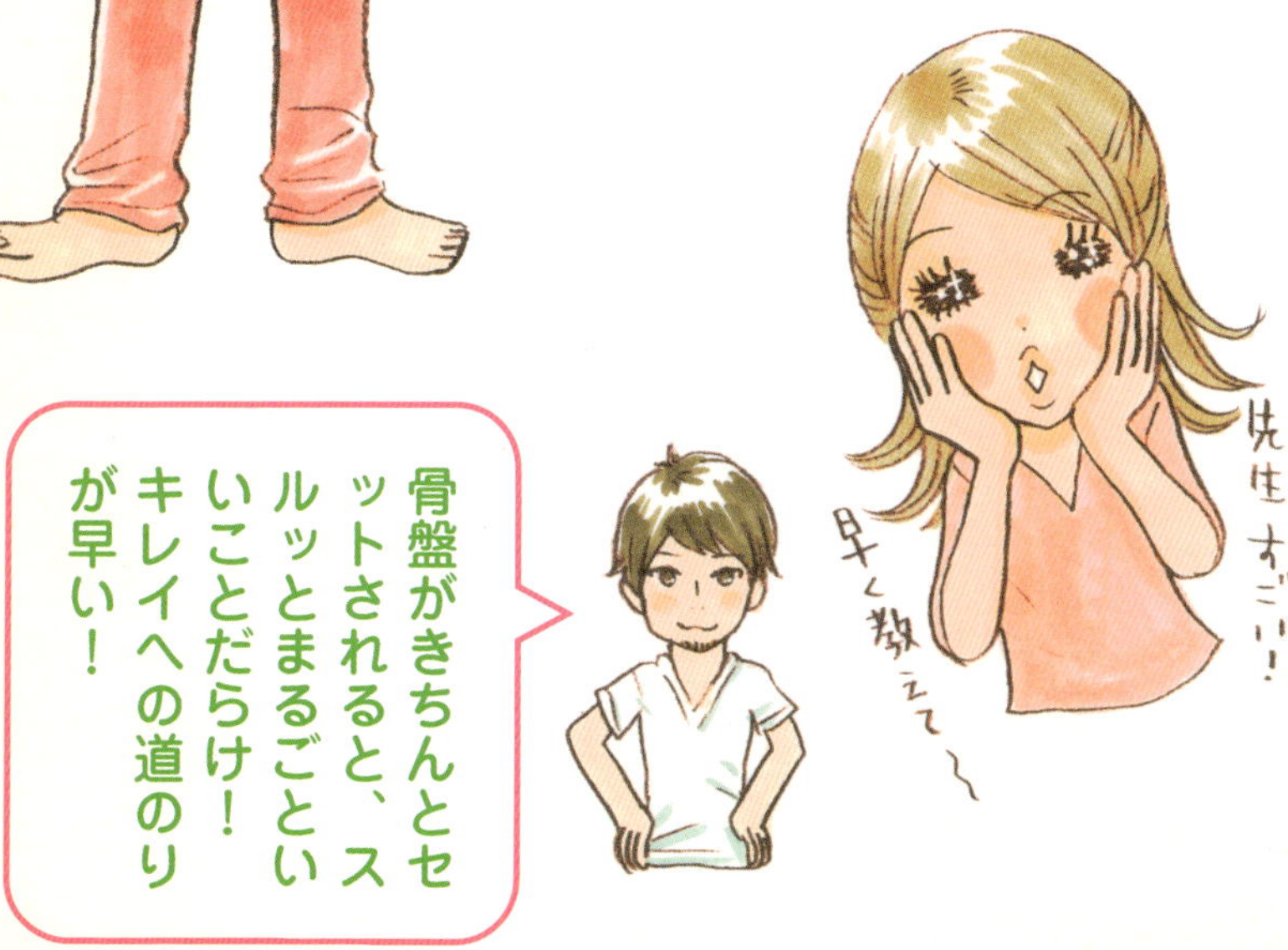
先生すごい！
早く教えて〜
骨盤がきちんとセットされると、スルッとまるごといいことだらけ！キレイへの道のりが早い！

骨盤を変えると心がみるみる変わる！

背骨の土台である骨盤は、実は私たちのやる気とも直結しています。それはみなさんが日々の生活で体験済みのはず。例えばやる気がないときは、なんとなく猫背で背骨が曲がり、骨盤がつぶれたような状態になりませんか。しかしそんな状態でも、ハッとするようなうれしいことがあるとどうでしょう？　背骨がスッっと伸び、骨盤もスッと起きるもの。こんなかんたんなことなのです。

ダメダメ骨盤の悪影響は心にも波及する！　心の安定も骨盤の安定がカギ！

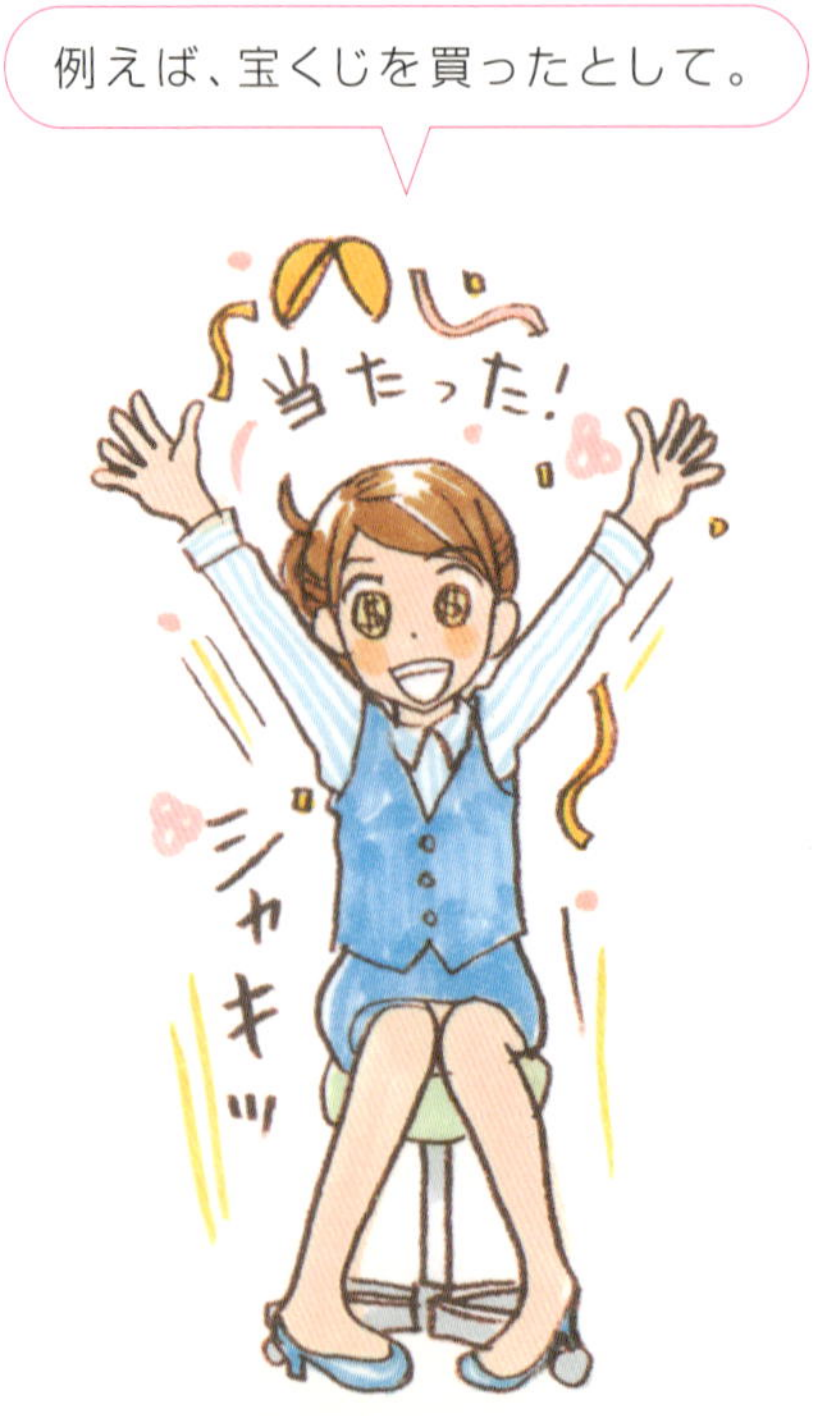
例えば、宝くじを買ったとして。
当たった！
シャキッ

当たった！としたら、背骨がスッと伸びて骨盤が起きるでしょ？

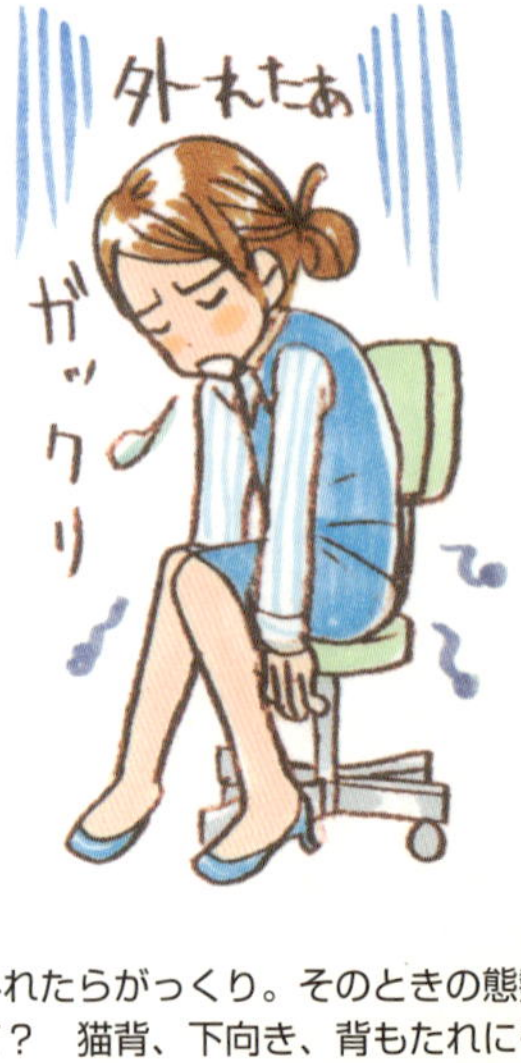
外れたあ
ガックリ

外れたらがっくり。そのときの態勢って？　猫背、下向き、背もたれにもたれかかる、そんな感じじゃない？

骨盤と心の知られざる関係

宝くじの話だけでは納得できないという人もいるでしょうから、もうすこし詳しく骨盤と心の関係を３つ説明しましょう。

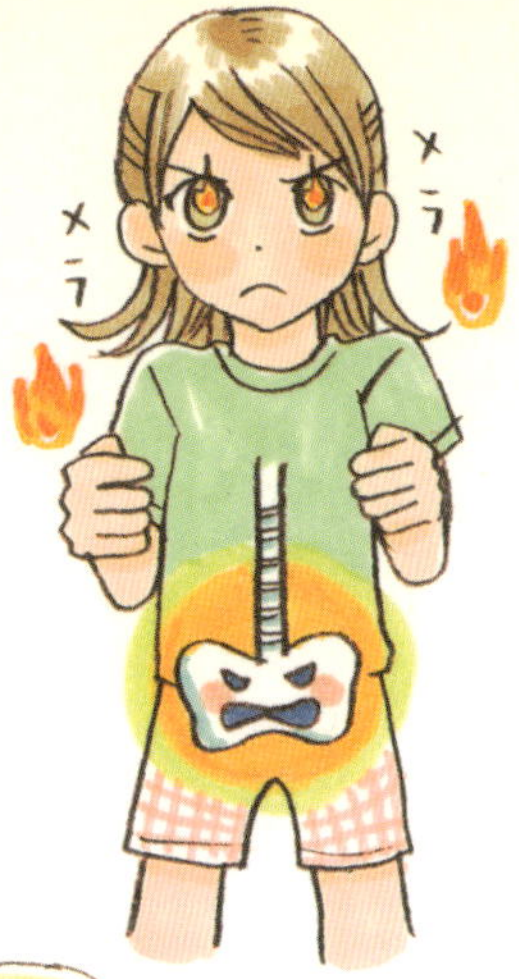
メラ
メラ

下腹の奥は「気」の中心

東洋医学では昔から下腹の奥は「気」の中心と考える。下腹の奥とは、つまり骨盤の位置するところ。ここが充実していると全身に元気がめぐるといわれている

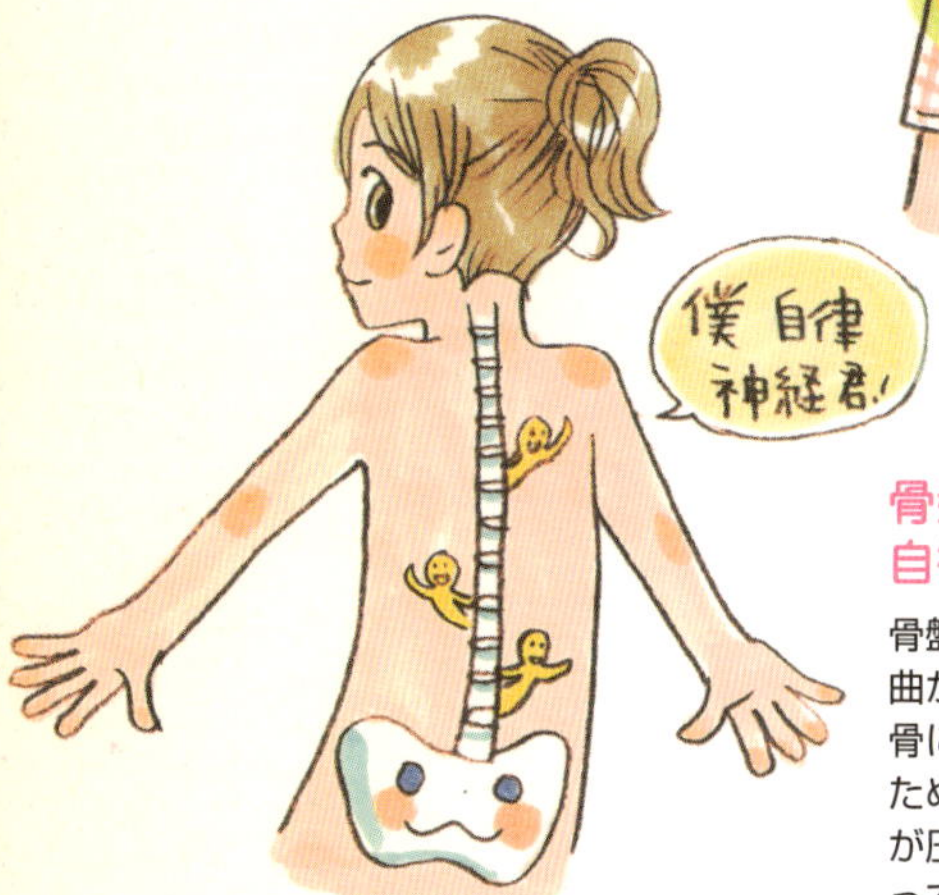
僕自律神経君!

骨盤が支える背骨には自律神経が通っている！

骨盤がゆるみすぎると背骨も曲がり、姿勢が悪くなる。背骨には自律神経が通っているため、姿勢が悪いと自律神経が圧迫されて失調しやすくなってしまう

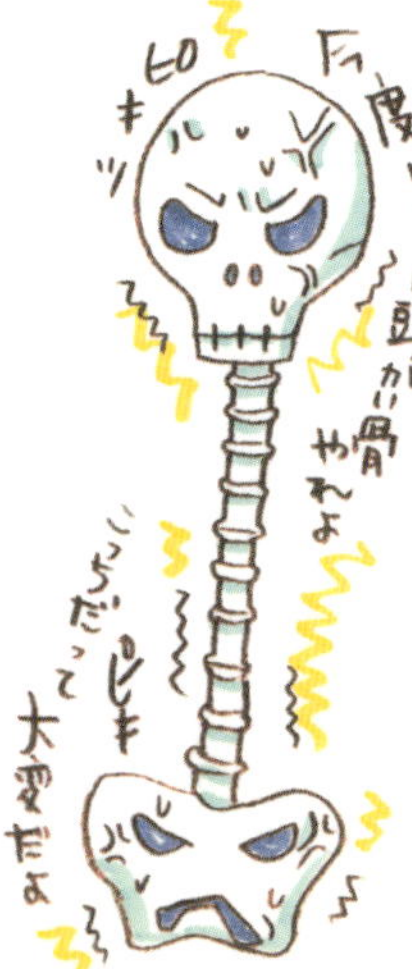
ギロッ
今度は君が頭がい骨やれよ
こっちだって大変だよ

骨盤と頭蓋骨は対応している！

背骨を介してその両端にある頭蓋骨と骨盤。整体ではこの骨盤と頭蓋骨が対応しているという考え方があり、骨盤の緊張は精神的な緊張を生むとされている

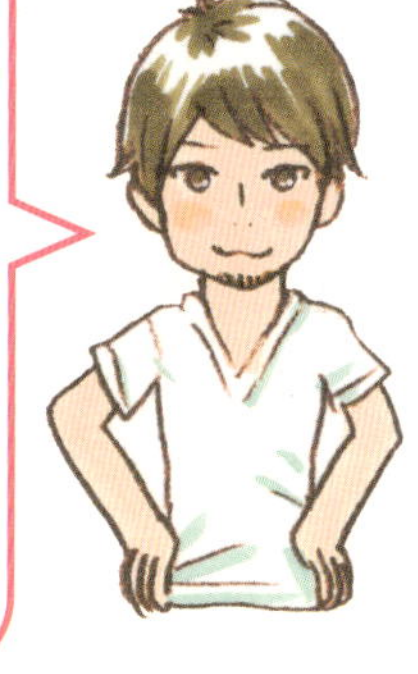

骨盤をバランスよく調整すると、心もバランスがとれて安定し、イライラも低下！

骨盤ヨガとは？

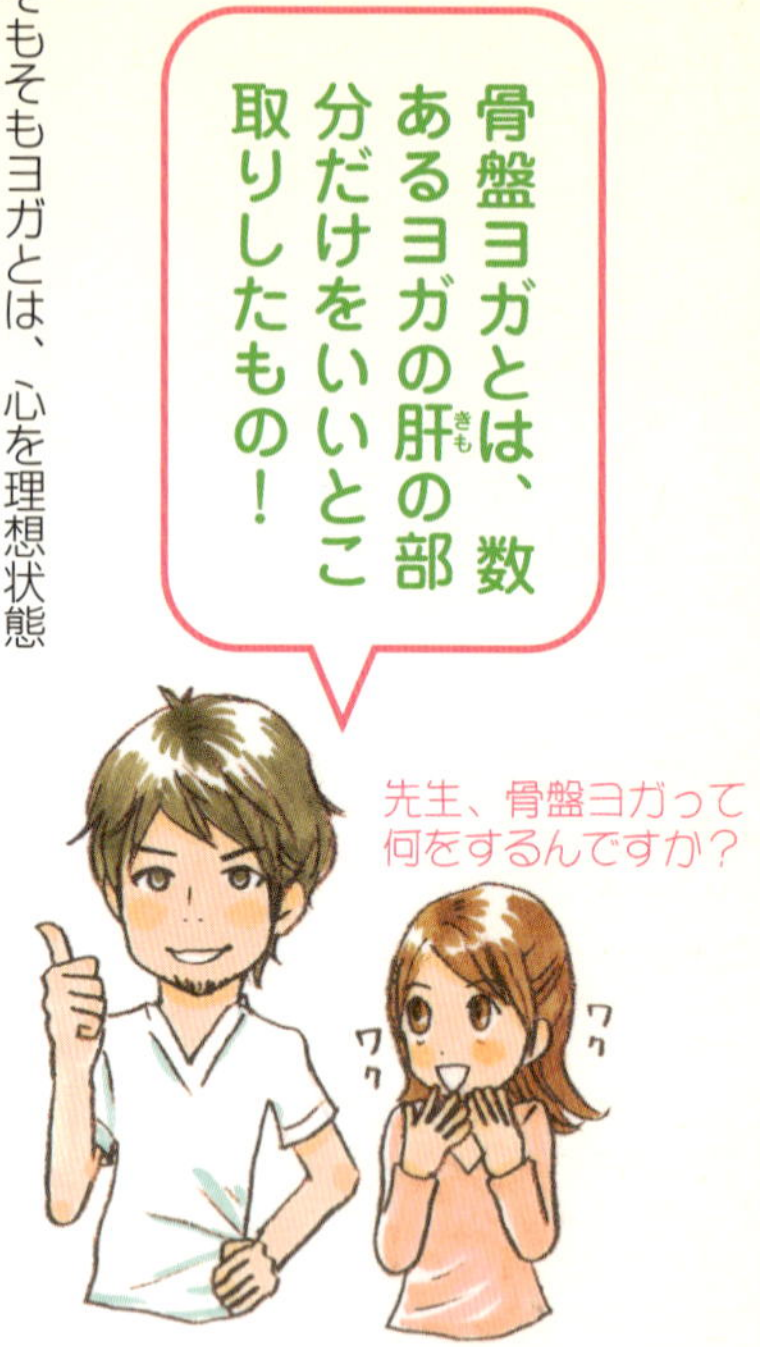
骨盤ヨガとは、数あるヨガの肝《きも》の部分だけをいいとこ取りしたもの！
先生、骨盤ヨガって何をするんですか？
ワクワク

そもそもヨガとは、心を理想状態にするために体を調整する鍛錬法として生まれました。先に述べたように、背骨が心の状態を左右し、その背骨の状態を決定するのが骨盤です。それゆえヨガでは、すべてのポーズで骨盤の状態をていねいに調節することが肝心なのです。

そして、その骨盤調整の方法は、実はすべてのポーズに共通していて、その部分だけにフォーカスしたのが骨盤ヨガなのです。

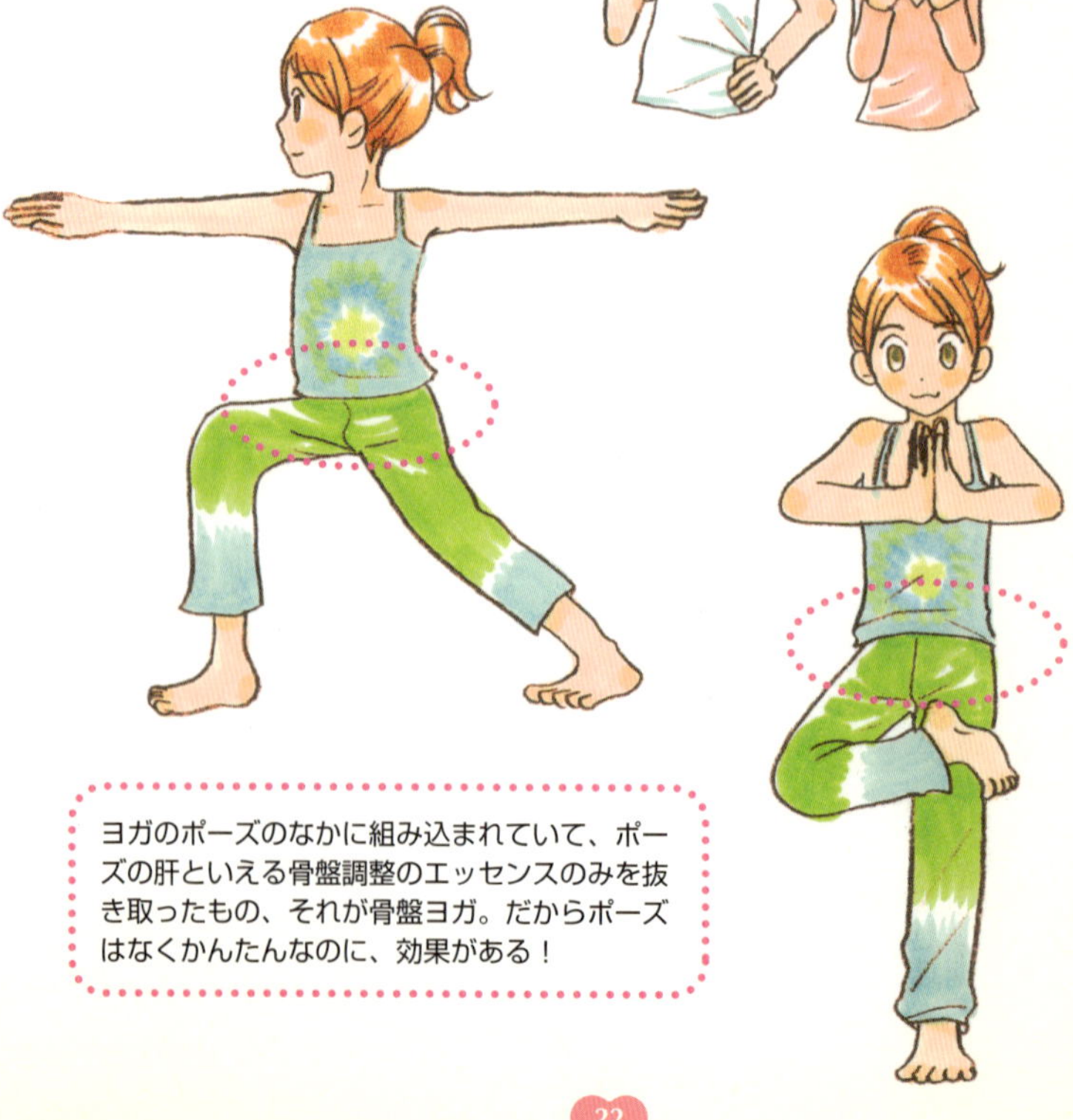

ヨガのポーズのなかに組み込まれていて、ポーズの肝といえる骨盤調整のエッセンスのみを抜き取ったもの、それが骨盤ヨガ。だからポーズはなくかんたんなのに、効果がある！

骨盤ヨガはたった4つ！　これだけ！

骨盤ヨガは、「起こす」「ゆるめる」「しめる」「伸ばす」の４つのステップで行います。時間は5分もあれば大丈夫。骨盤を調整するだけなので、一度セットすれば効果がしばらく続くのがうれしいポイント。

また、ポーズがないのでふだんの生活に取り入れやすいのも特徴です。

つらくない、苦しくない、心地いい。今まで何をやっても続かなかった人やめんどうくさがりの人にこそ、待望のヨガといえるでしょう。

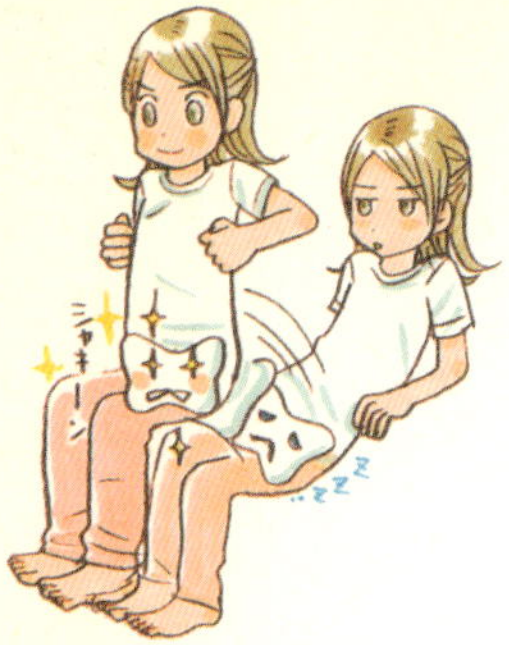
シャキーン

❶起こす

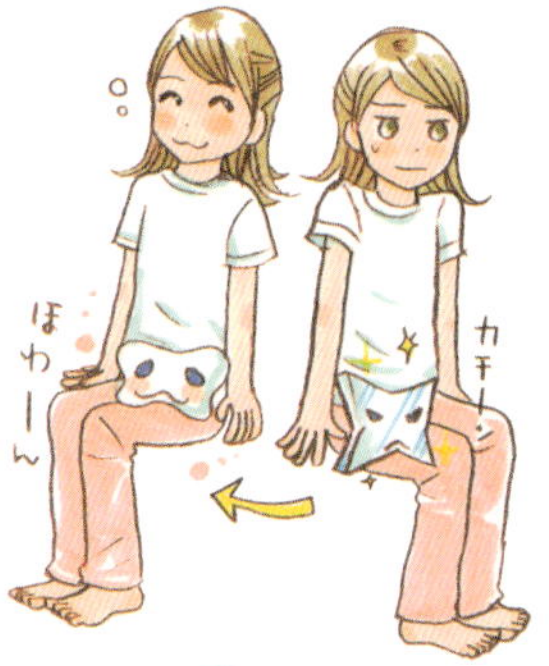
ほわーん
カキーン

❷ゆるめる

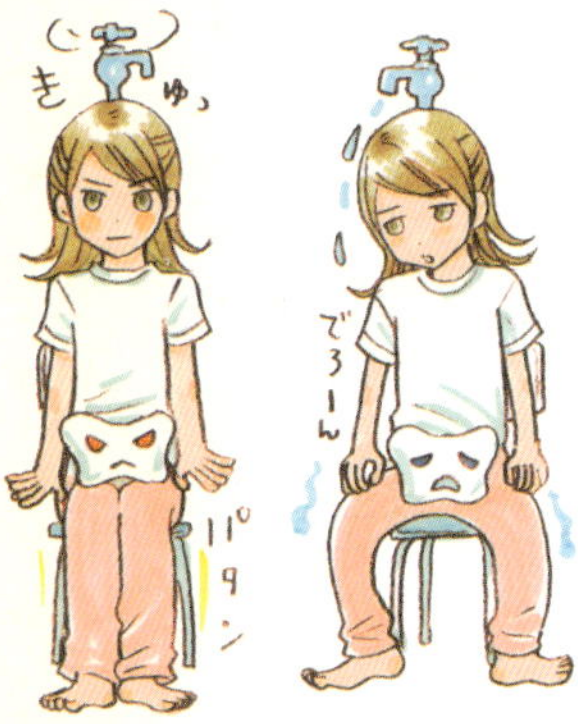
きゅっ
でろーん
パタン

❸しめる

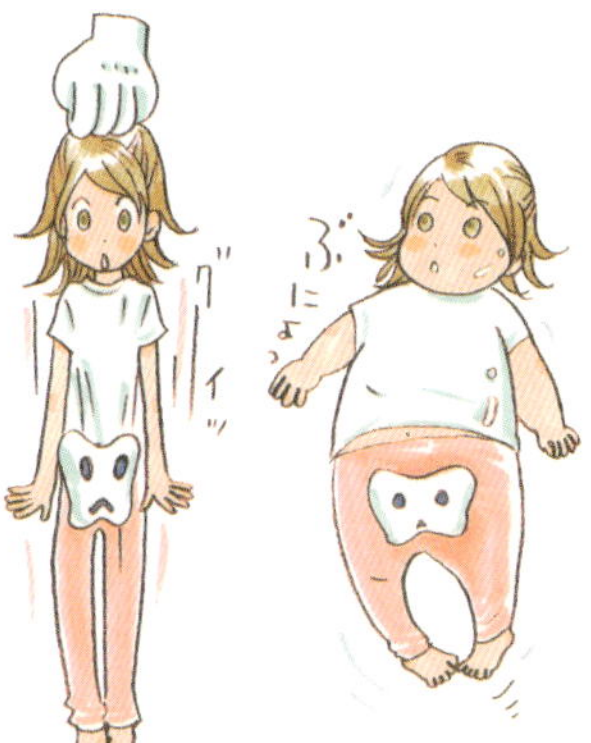
グイッ
ぷにょっ

❹伸ばす

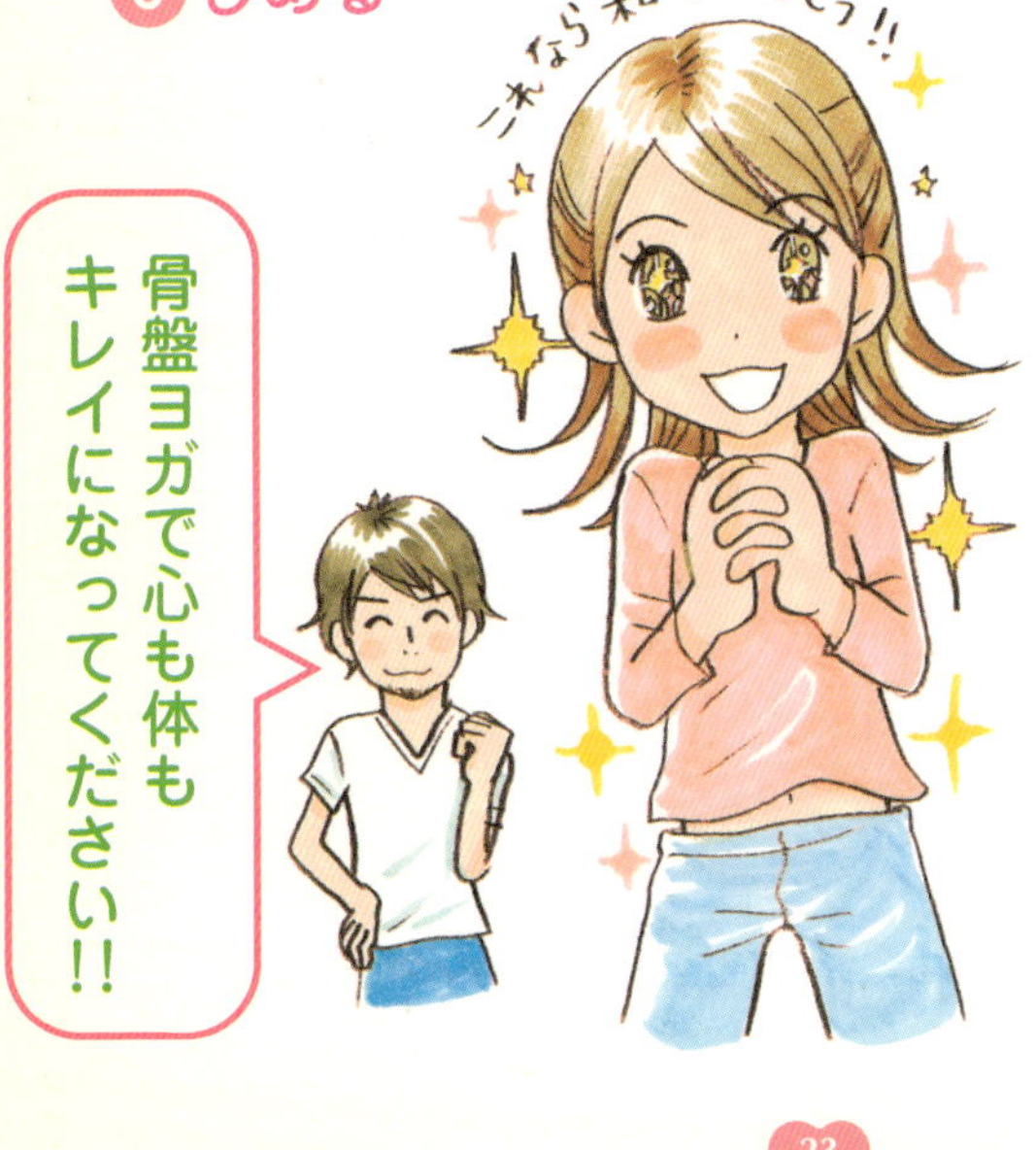
これなら私もできそう!!
骨盤ヨガで心も体もキレイになってください!!

骨盤は知らないうちに開閉してる!?

骨盤調整が体に大きな影響を与えるのは、だれもが納得できることだと思いますが、心にも大きな影響を与えるというのは、ピンとこない方が多いのではないでしょうか。

でも実は、とりわけ女性の多くは、ほぼ毎月、無意識にこの関係を実感しているのです。下の図は、月経周期と骨盤の開閉を表したものです。ほんのわずかですが、周期的に女性の骨盤は開閉を繰り返しているのです。

そこでピンとくるのが月経前のイライラ。月経前になると、特に嫌なことがあったわけでもないのに、なぜだかイライラした経験がある方も多いと思います（このような状態を、月経前症候群〈PMS〉と呼ぶ）。もちろん骨盤以外の問題が関係しているのも事実ですが、骨盤の影響とも密接な関係をもっているのです。骨盤がほどよくしまれば意欲的になり、ゆるみすぎるとシャキッとしないなど……。骨盤ヨガでは、こういった骨盤と心の状態に注目し、心と体のコンディションをほどよく調整していくのです。

■骨盤の開閉と心・体の関係

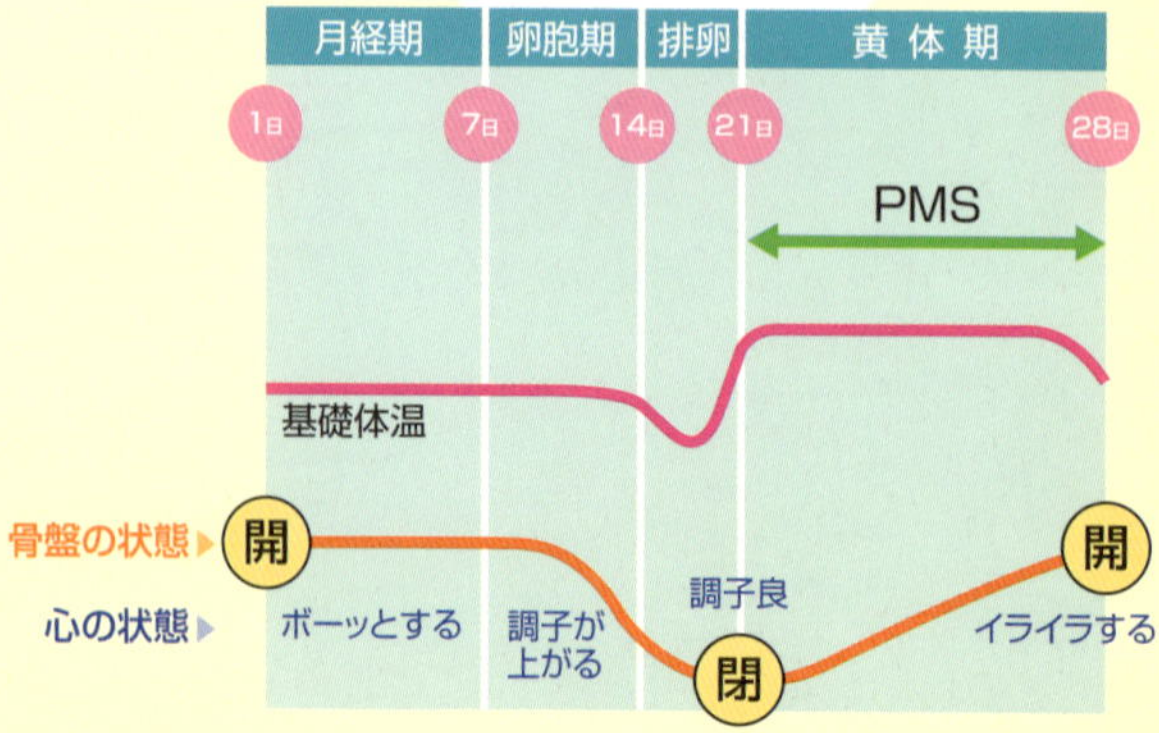

月経期
卵胞期
排卵
黄体期
1日
7日
14日
21日
28日
PMS
基礎体温
骨盤の状態
心の状態
開
閉
開
ボーッとする
調子が上がる
調子良
イライラする

＊心の状態は一例であり、個人差があります。

第2章

あなたの骨盤の健康度をチェック!

骨盤ヨガに入る前に、自分の骨盤状態を知ることが大切。今の骨盤がどんな状態かがわかれば、骨盤ヨガへの取り組む姿勢も意欲も変わってきます。チェックテストで調べてみましょう。

check 1

骨盤の起き具合をチェック

あなたの骨盤はどっち?

倒れてる? or 起きてる?

まずは、骨盤を起こすための筋肉が、今のあなたにどの程度ついているかを確認しましょう。2つのポーズを行い、それぞれ何点かチェックして。2つとも終わったら、2つのチェック点数を合わせた結果が、あなたの骨盤の起き具合です。ポーズは、腰が痛くならないように、無理のない範囲で行いましょう。

ポーズA プチVのポーズでチェック

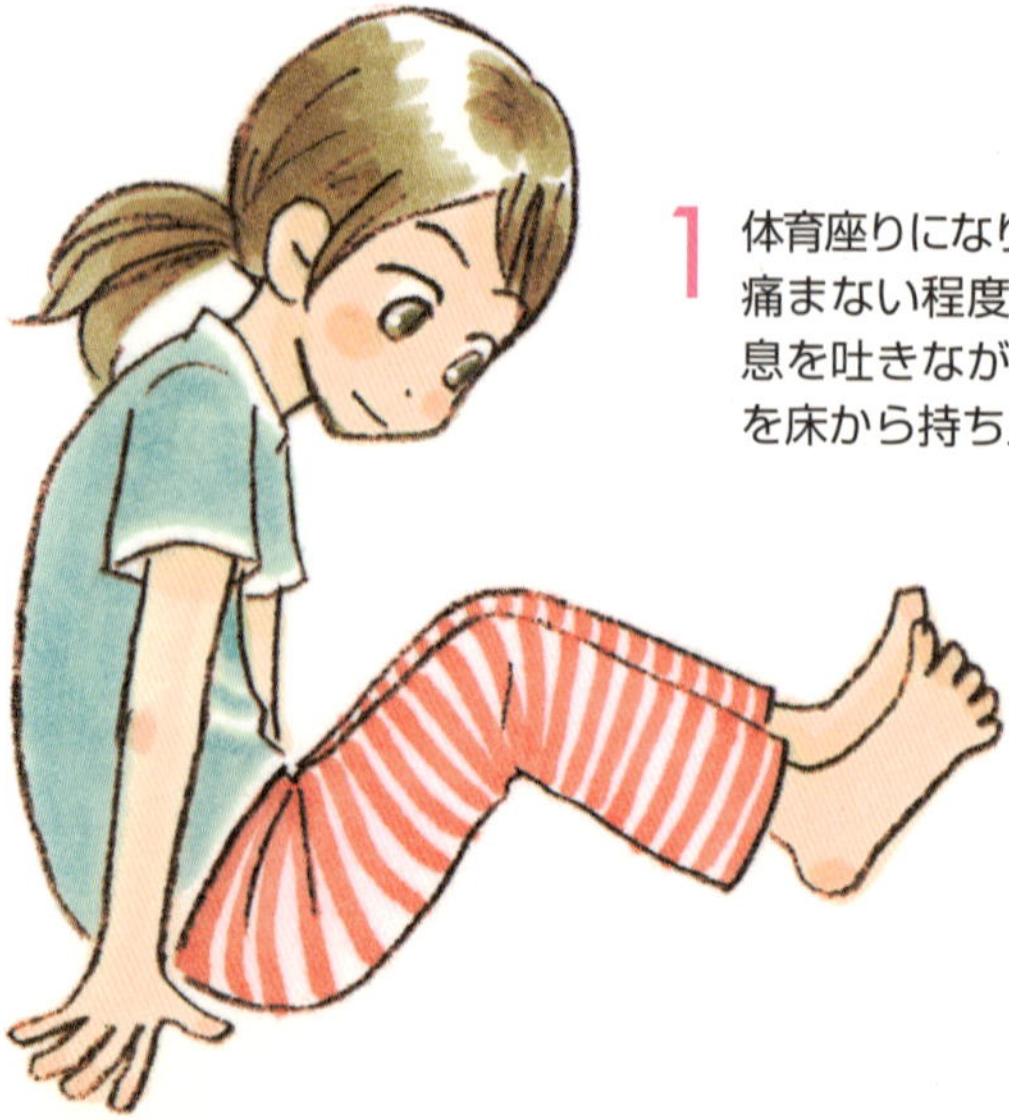

1 体育座りになり、手を床につく。痛まない程度に背中を丸くし、息を吐きながらゆっくりと足を床から持ち上げる

2 かかとがひざの高さまで上がったら、ゆっくりとひざを伸ばす

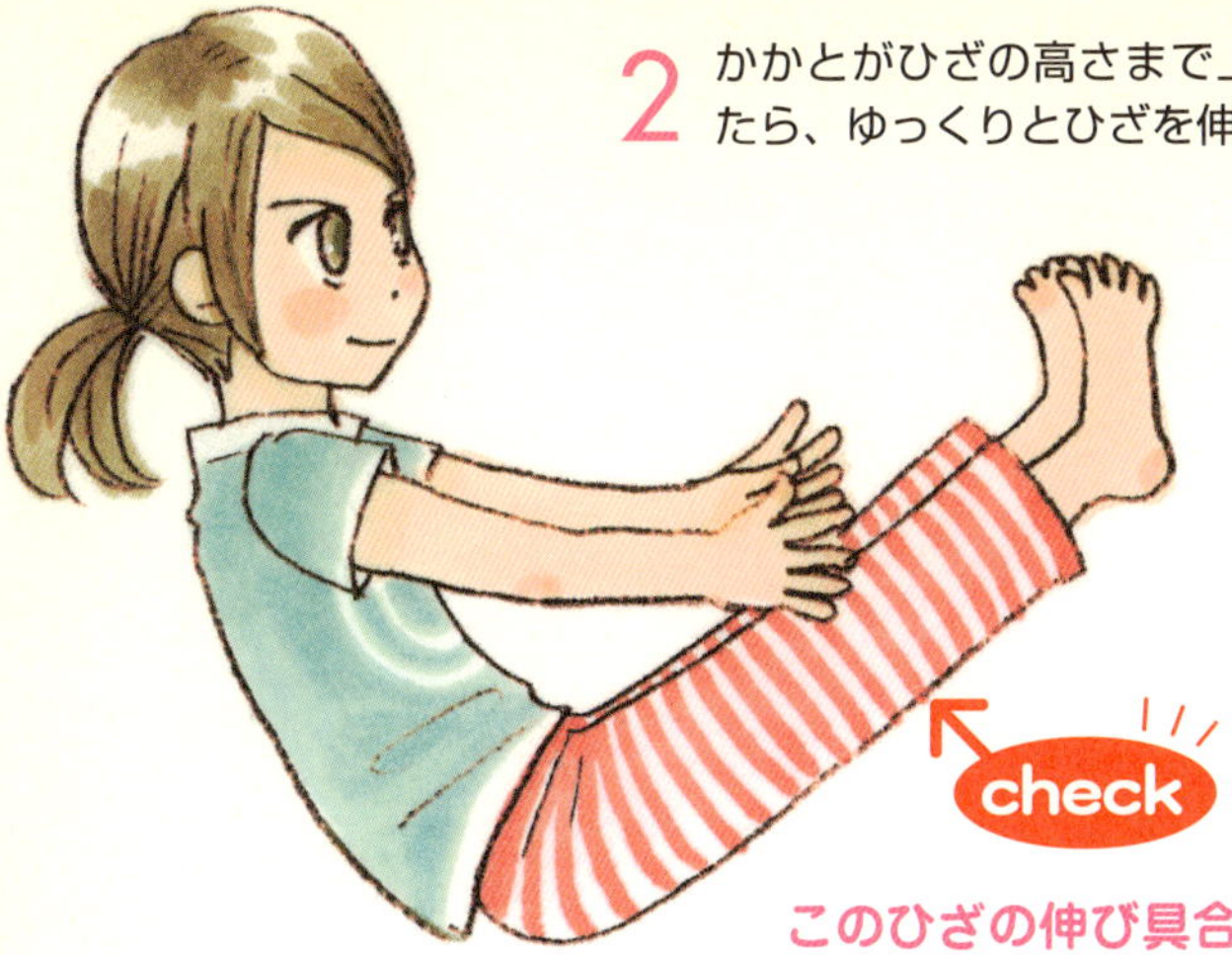

このひざの伸び具合と
静止時間をチェック！

★ポーズⒶの評価

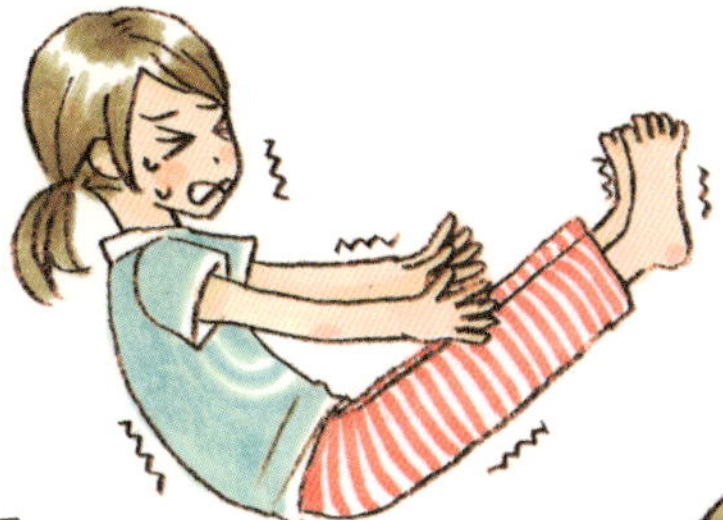

ひざは伸びるが
10秒静止できない

3点

ひざを伸ばして
10秒以上静止できる

5点

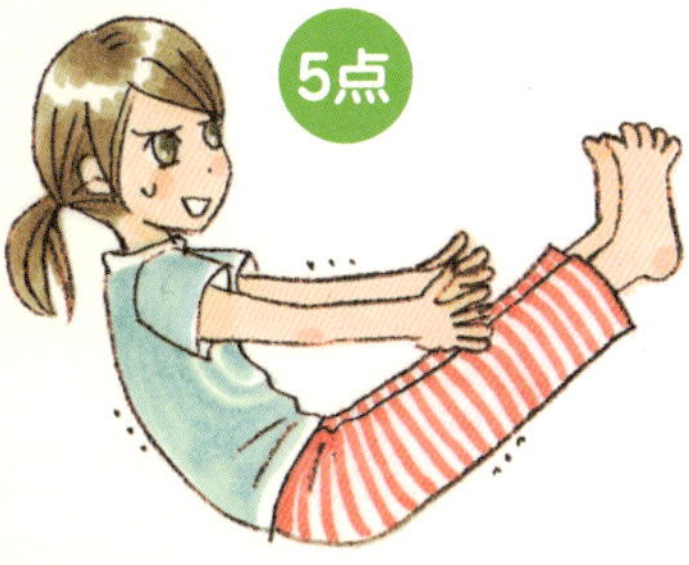

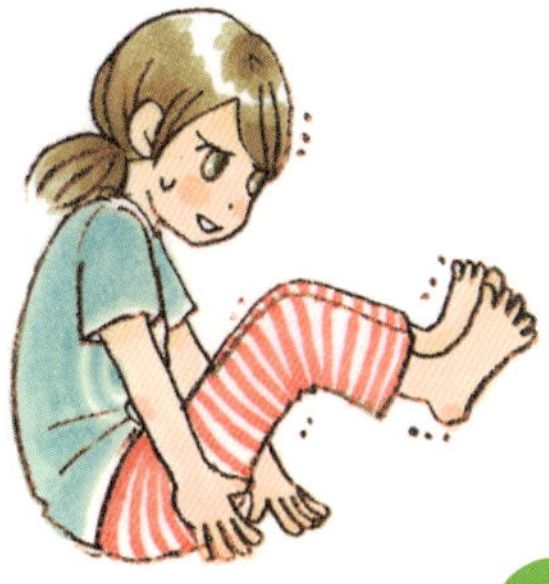

ひざが伸びない……

1点

ポーズB 一本足のポーズでチェック

両足を骨盤幅に開いて立ち、骨盤に手を当てる。おなかに力を入れ、片足をまっすぐ伸ばしたまま前方に向けて持ち上げる

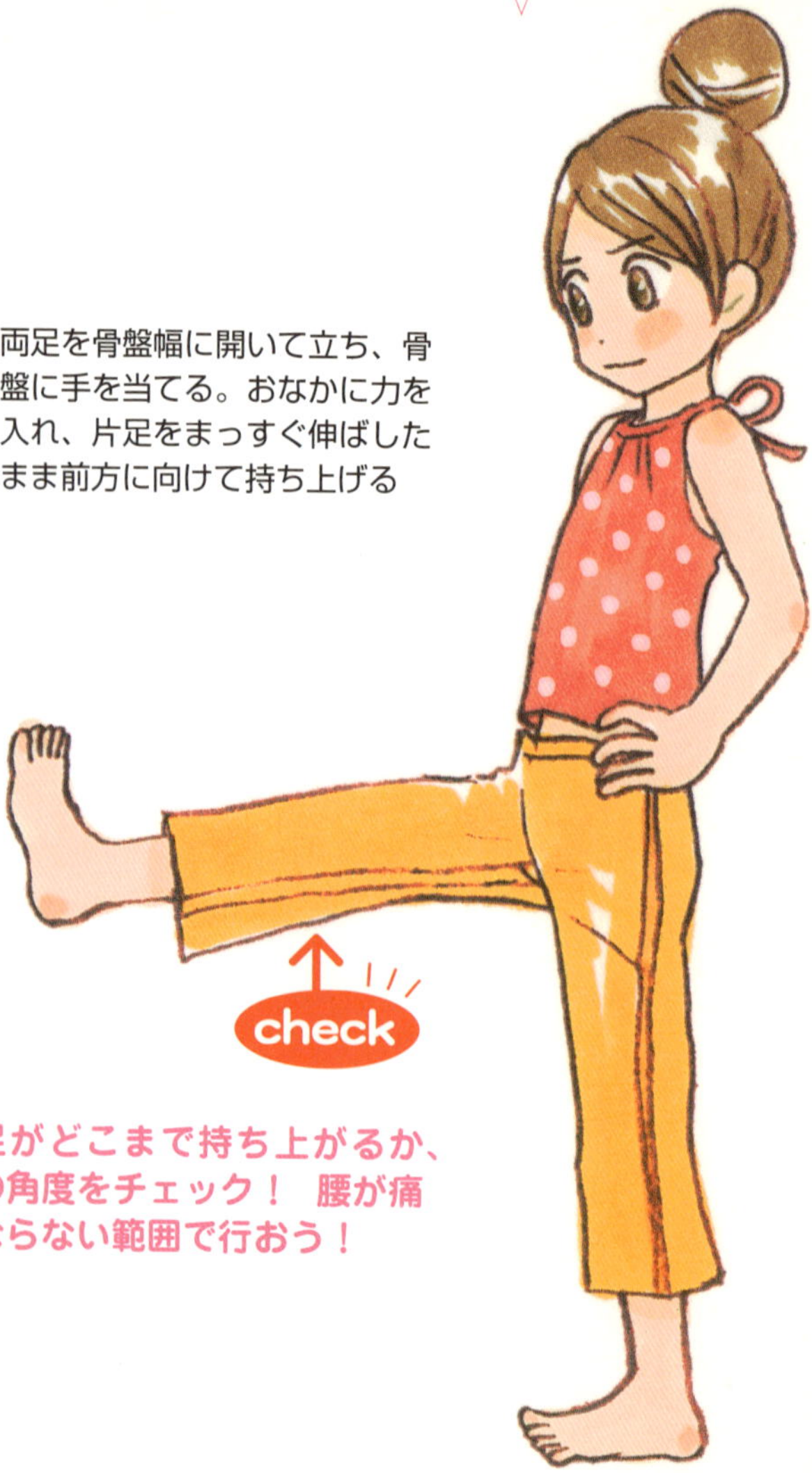

片足がどこまで持ち上がるか、この角度をチェック！ 腰が痛くならない範囲で行おう！

check 1 の結果

あなたの骨盤の起き具合は？

2つのチェックはどうでしたか？
2つのポーズの点数を合わせて、あなたの骨盤の起き具合を調べてみましょう。

★ポーズⒶⒷの合計点数

□点

2～4点の場合

骨盤を起こす筋力が貧困な状態

短い時間立っているだけでも疲れやすいのでは？　座っているときの姿勢がかなり悪く、骨盤が寝ている可能性が大。このままだと腰痛などの原因にもなるので今すぐ調整が必要です。

6点の場合

骨盤を起こす筋力が弱っている状態

長時間立っていると疲れがどっとたまるのでは？　今のままでも悪くはありませんが、骨盤のバランスを整えるともっと生活がラクになりますよ。

8～10点の場合

骨盤を起こす筋力が十分な状態

バランスよく起きている骨盤といえるでしょう。スポーツも万能なのでは？ただ、ほうっておくと筋肉は衰えるので、ときどき意識して今の骨盤バランスを保つようにしたいですね。

★ポーズⒷの評価

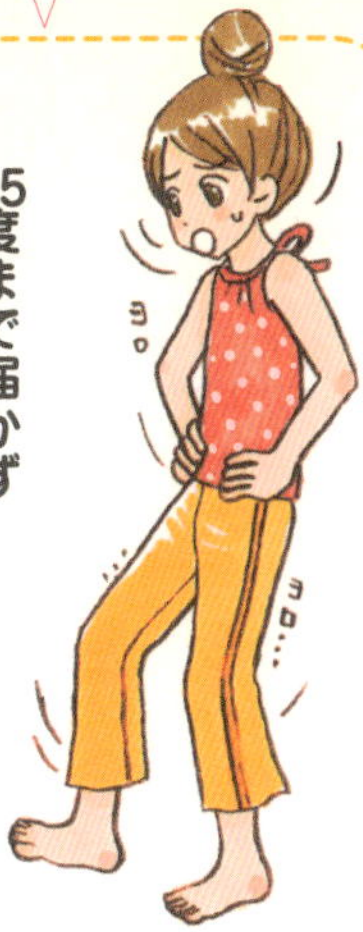

1点
45度まで届かずふらふらしてしまう
ヨロ
ヨロ…

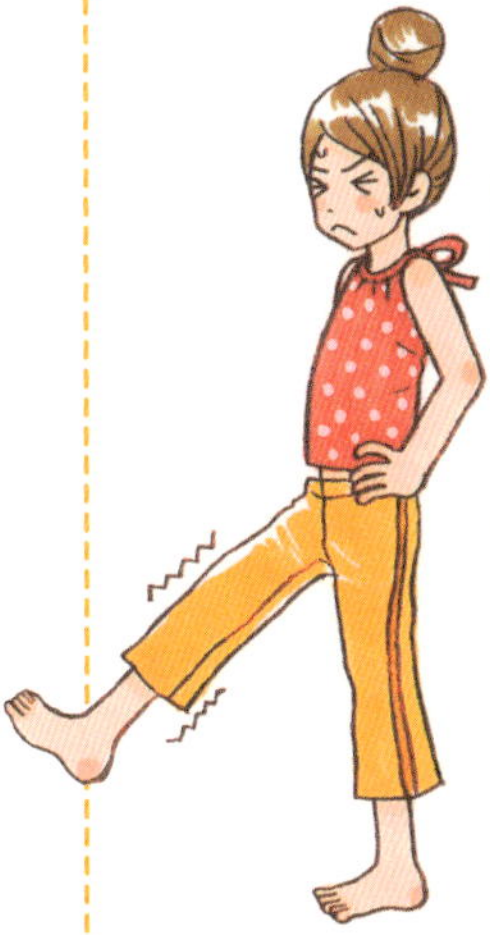

3点
45度は上がるが90度までは程遠い

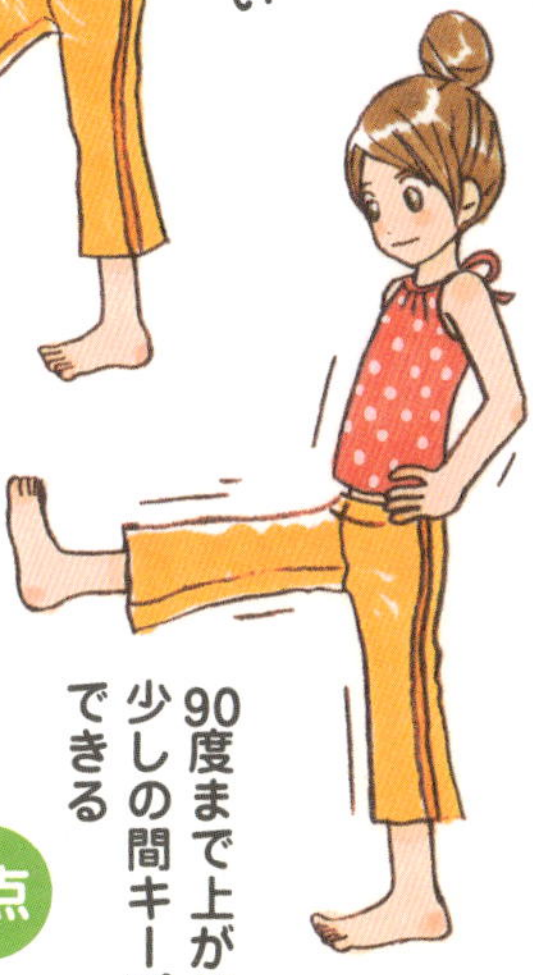

5点
90度まで上がり少しの間キープできる

check 2

骨盤のゆるみ具合をチェック

あなたの骨盤はどっち?

適度なゆるみ? or 緊張しすぎ?

次は、骨盤が緊張しすぎていないかをチェックしてみましょう。お尻から股関節にかけてついている筋肉の硬さで、骨盤の緊張度合いを確認することができます。2つのポーズを行い、それぞれ何点かチェックして。2つとも終わったら、2つのチェック点数を合わせた結果が、あなたの骨盤のゆるみ具合です。

ポーズA 背中を伸ばすポーズでチェック

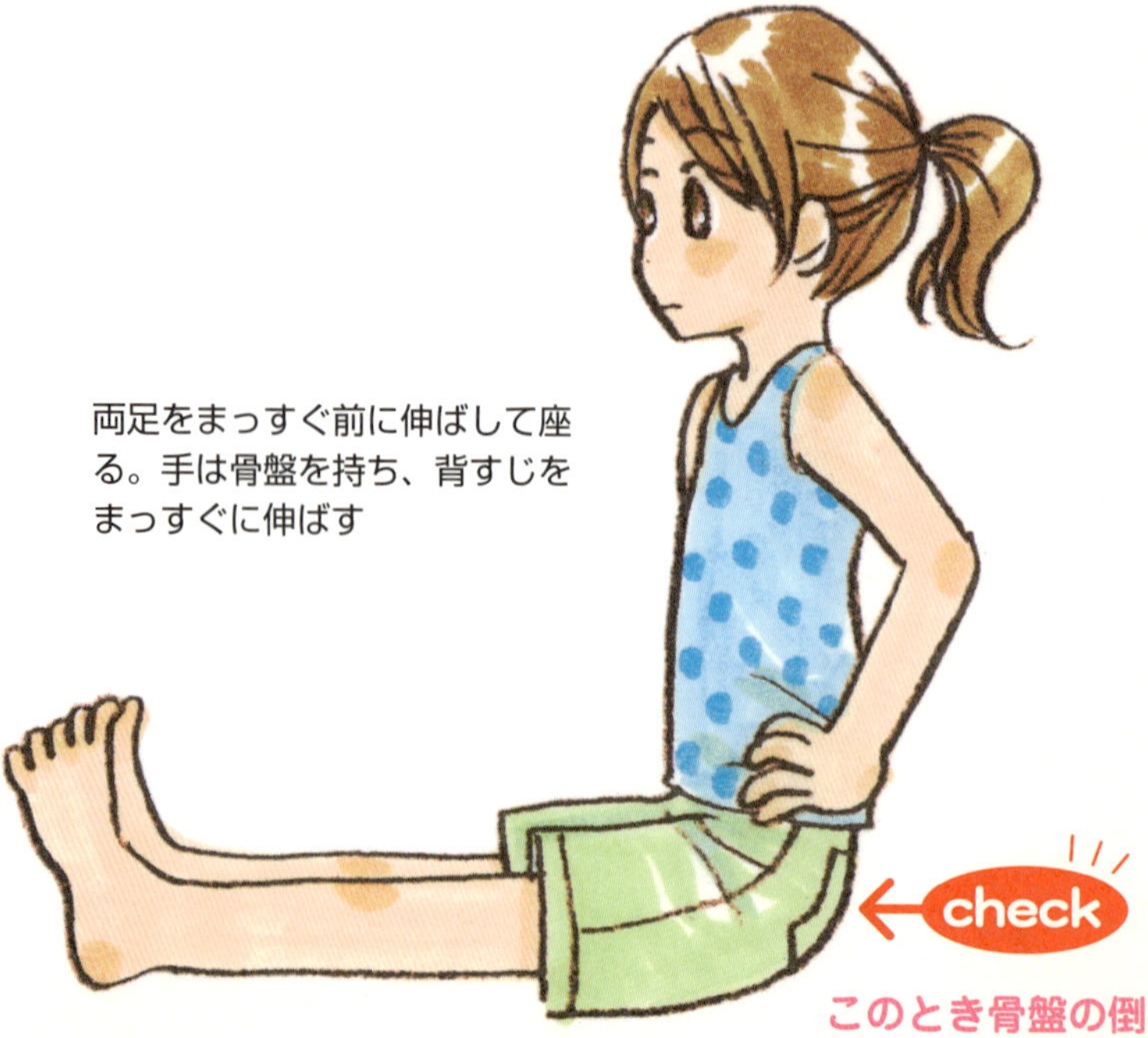

両足をまっすぐ前に伸ばして座る。手は骨盤を持ち、背すじをまっすぐに伸ばす

このとき骨盤の倒れる角度をチェック!

★ポーズⒶの評価

1点

骨盤が後ろに倒れて
しまいそうになる

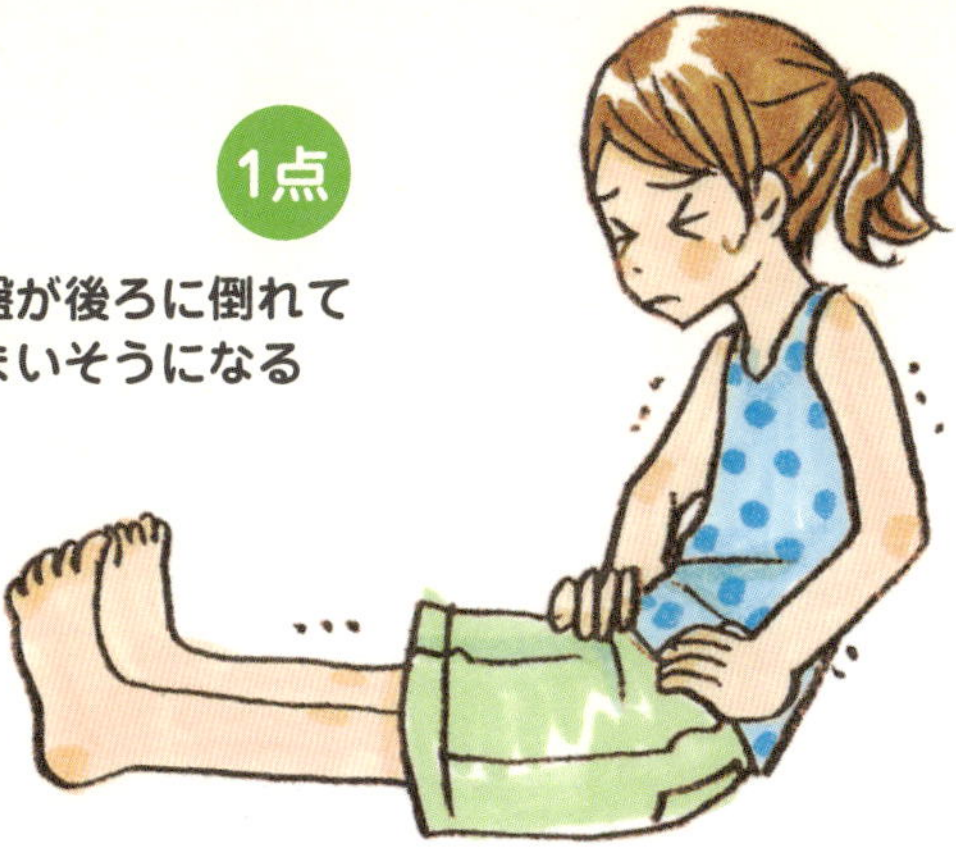

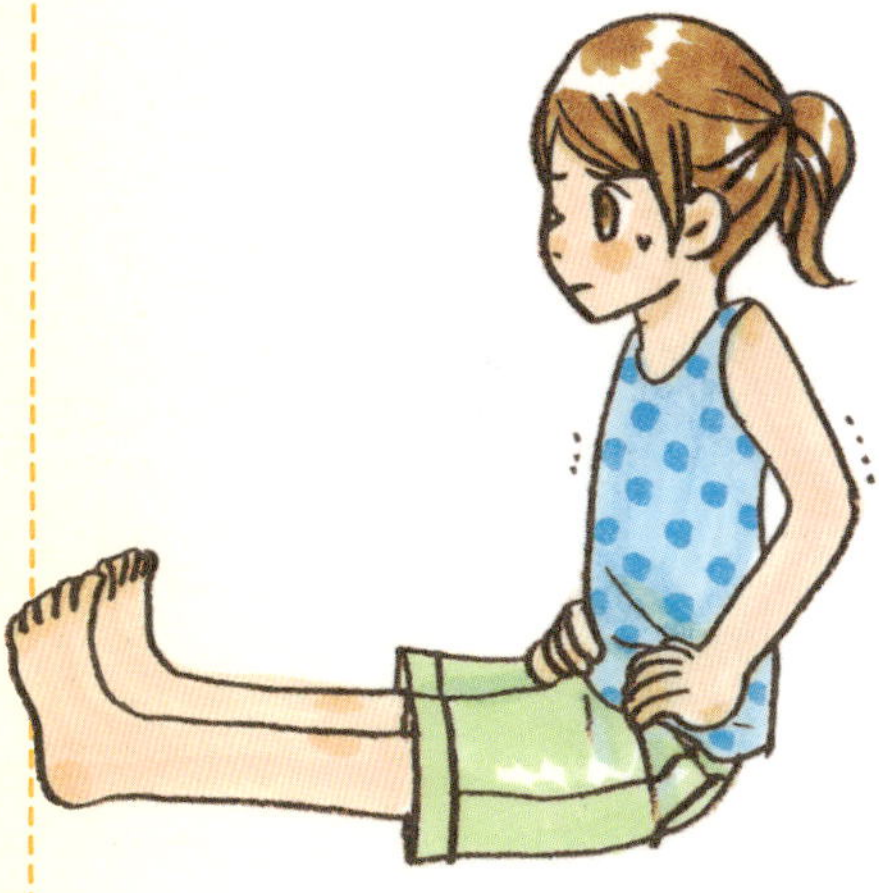

3点

骨盤は起きているが、
前には倒れない

5点

前にもたれかかれる
程度に前屈できる

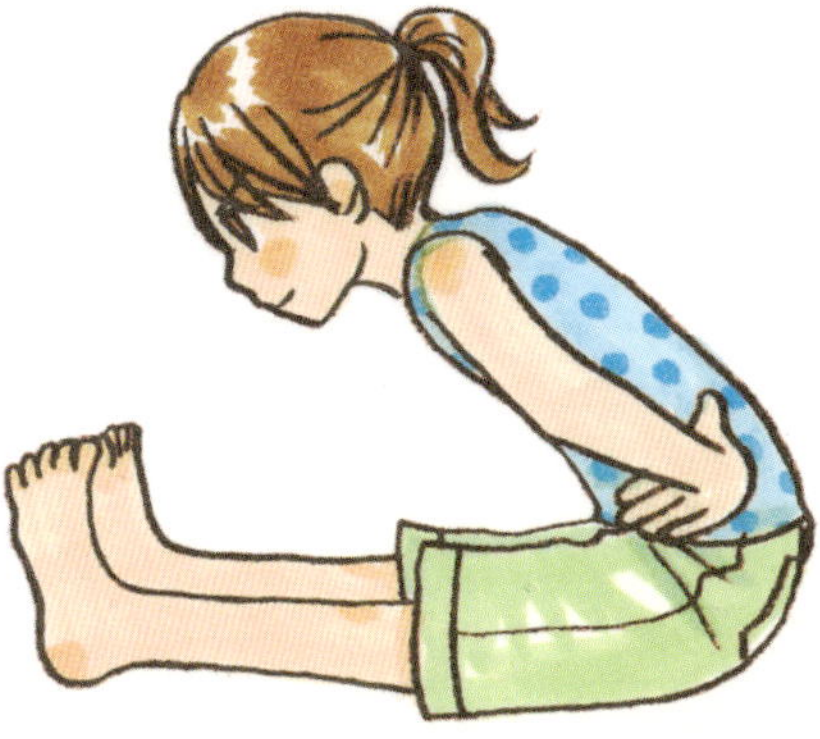

check 2

骨盤のゆるみ具合をチェック

ポーズB ねじりのポーズでチェック

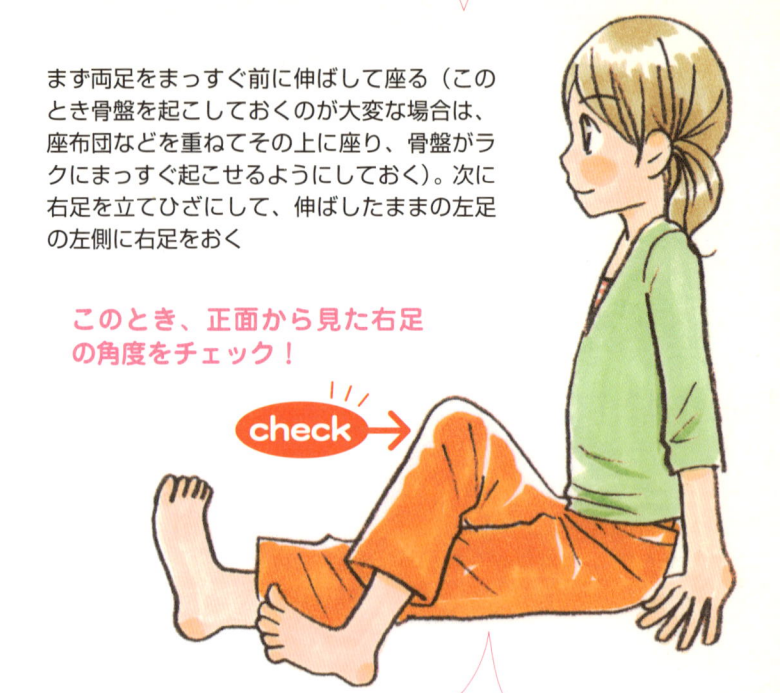

まず両足をまっすぐ前に伸ばして座る（このとき骨盤を起こしておくのが大変な場合は、座布団などを重ねてその上に座り、骨盤がラクにまっすぐ起こせるようにしておく）。次に右足を立てひざにして、伸ばしたままの左足の左側に右足をおく

このとき、正面から見た右足の角度をチェック！

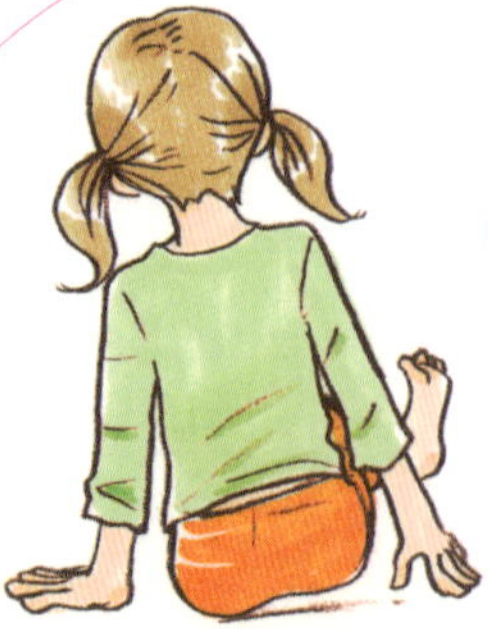

NG

こうならないよう注意！

右のお尻はしっかりと床を押しつけ、決して浮かないように保つこと！

check 2 の結果

あなたの骨盤のゆるみ具合は？

2つのチェックはどうでしたか？
2つのポーズの点数を合わせて、あなたの骨盤のゆるみ具合を調べてみましょう。

★ポーズⒶⒷの合計点数

[　　　　]点

2〜4点の場合

骨盤がこり固まっている状態

お尻の筋肉がガチガチで骨盤が緊張しています。ふだんイライラする原因はここにあるのかも。腸の調子が悪くなりやすく、肌荒れの原因にも。また腰痛にもなりやすいので注意しましょう。

6点の場合

骨盤が固まりかけている状態

すこしお尻の筋肉が硬いようです。腰やお尻のだるさなどが気になることもあるのでは？　今のうちに対処しましょう。

8〜10点の場合

ほどよく骨盤がゆるんでいる状態

お尻の筋肉にかなり柔軟性がありGood。ただ、単に筋肉が伸びて長い可能性もあるので、腰が疲れやすい人は骨盤の緊張をとることにも重点をおきましょう！

★ポーズⒷの評価

1点

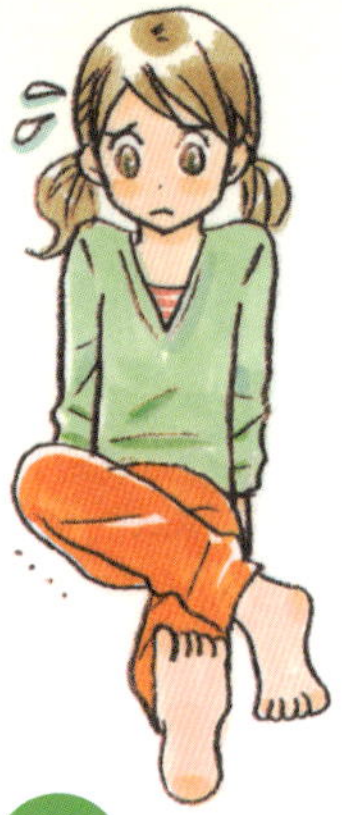

正面から見て、立てひざの足が45度かそれ以上に倒れてしまう

3点

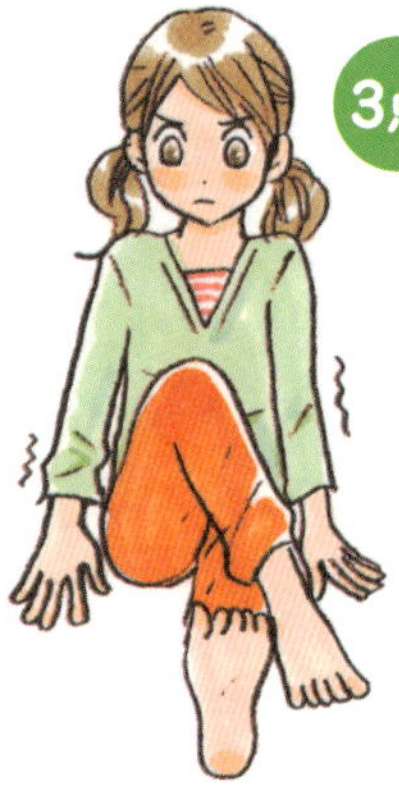

正面から見て、立てひざの足は垂直に近いが、体をまっすぐ保てない

5点

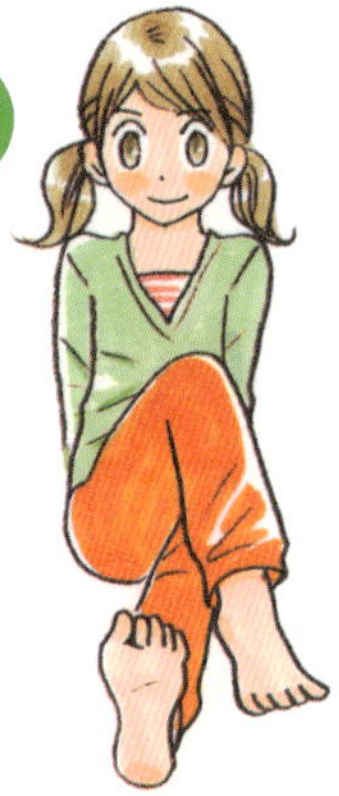

正面から見て、立てひざの足が垂直になり、ラクに体をまっすぐ保てる

check 3

骨盤底の引きしまり具合をチェック

あなたの骨盤はどっち？

安定してる？ or グラグラ？

さて、続いて骨盤底がほどよく引きしまっているかを確認するチェックを行います。グラグラの骨盤底の人は、太ものはさむ力が弱く、バランス能力が低下しているはず。2つのポーズを行い、それぞれ何点かチェックして。2つとも終わったら、2つのチェック点数を合わせた結果が、あなたの骨盤底の引きしまり具合です。

ポーズA

英雄のポーズでチェック

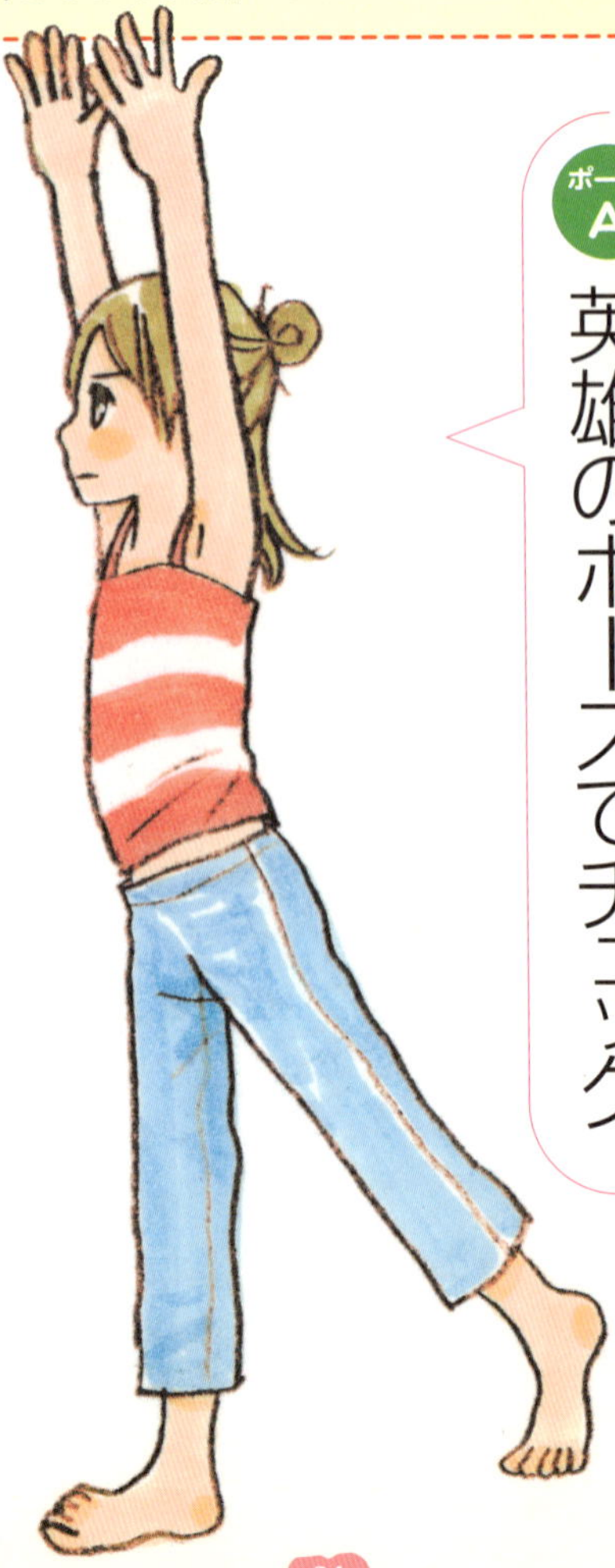

1

両足を骨盤幅に開き、両手をバンザイして左足をゆっくりやや後ろへ持ち上げる

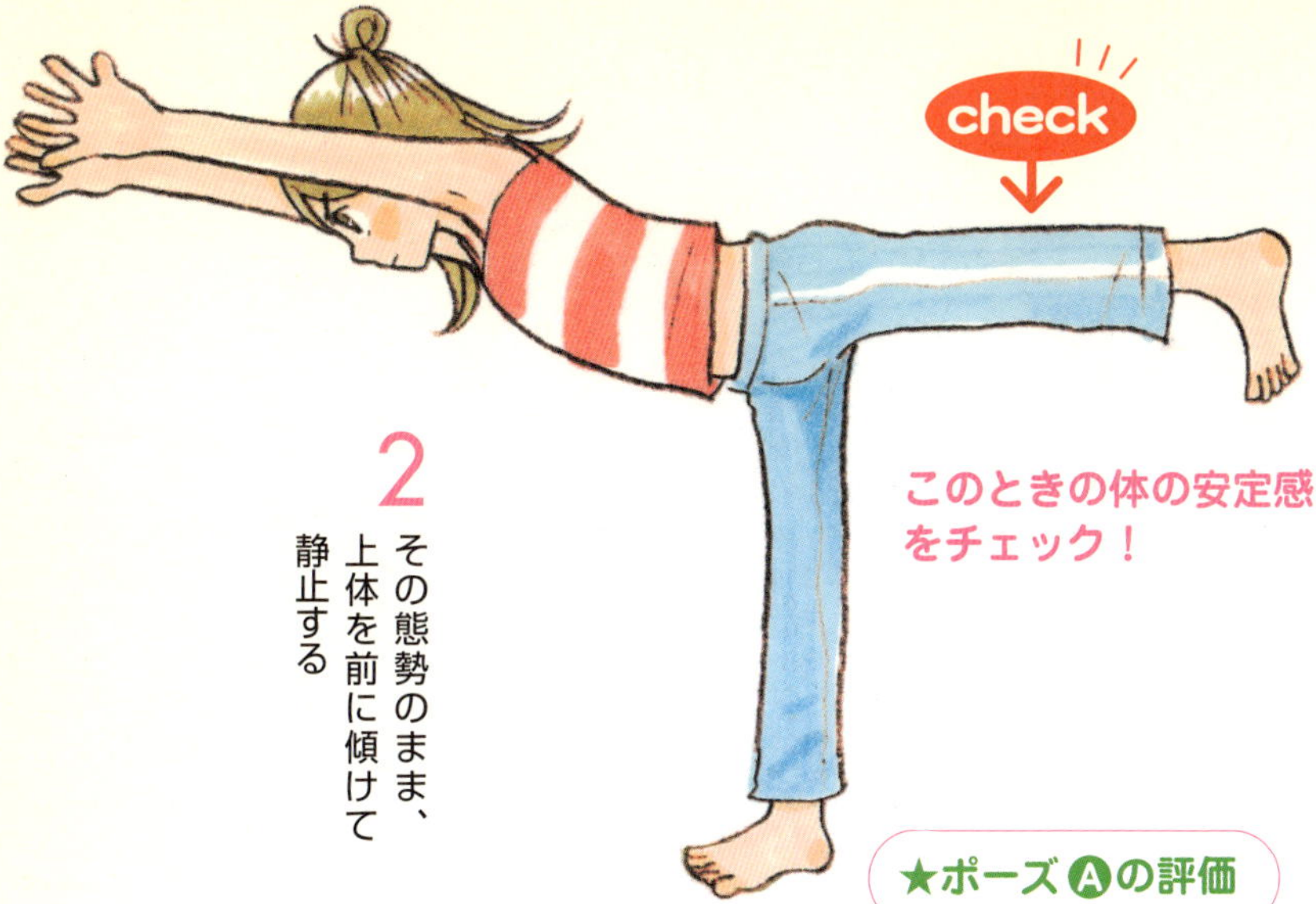

2

その態勢のまま、上体を前に傾けて静止する

このときの体の安定感をチェック！

★ポーズⒶの評価

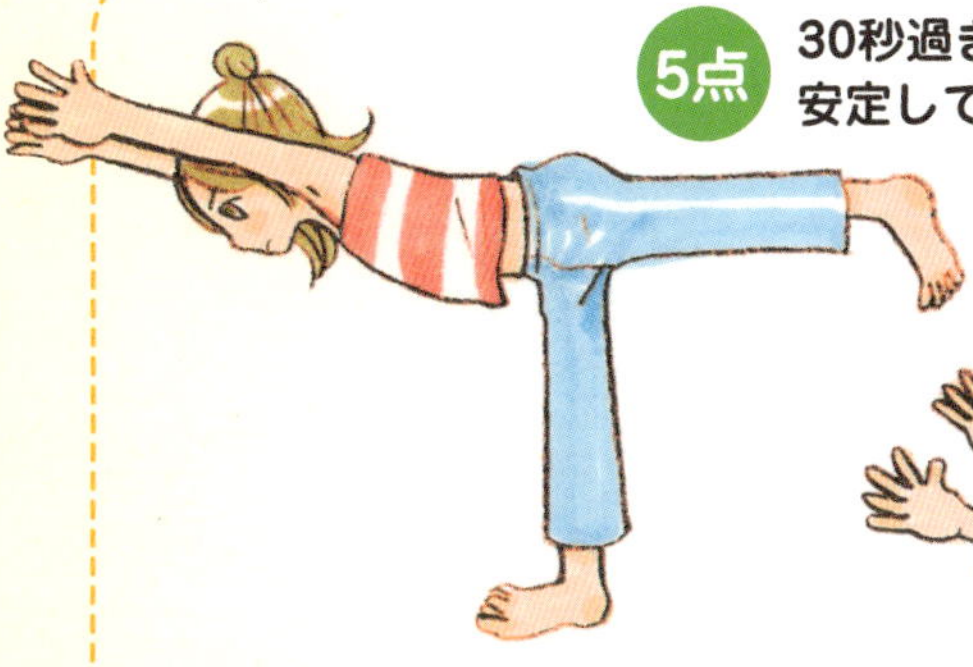

5点 30秒過ぎてもバランスが安定している

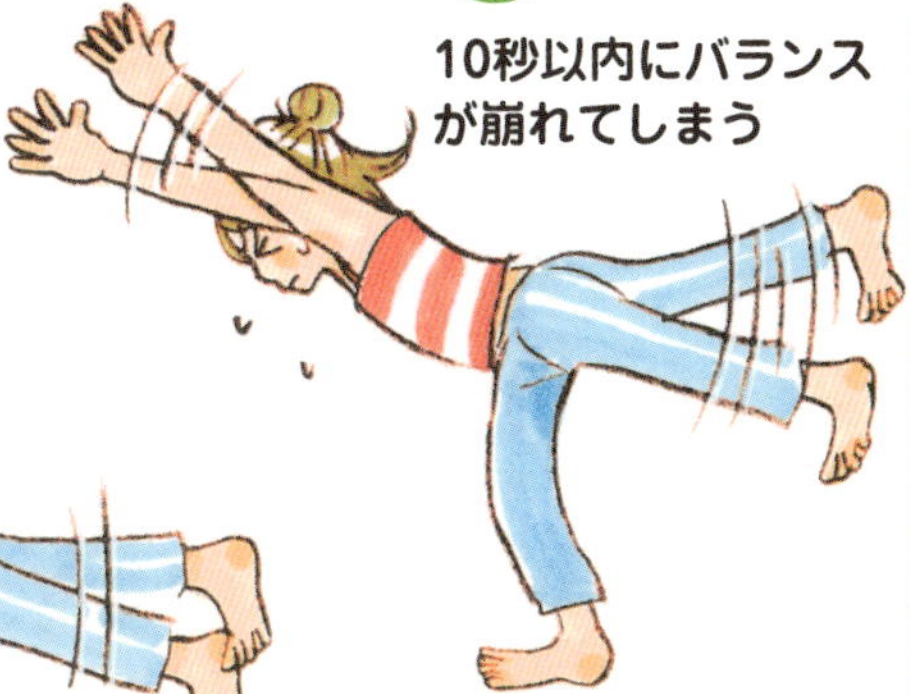

1点 10秒以内にバランスが崩れてしまう

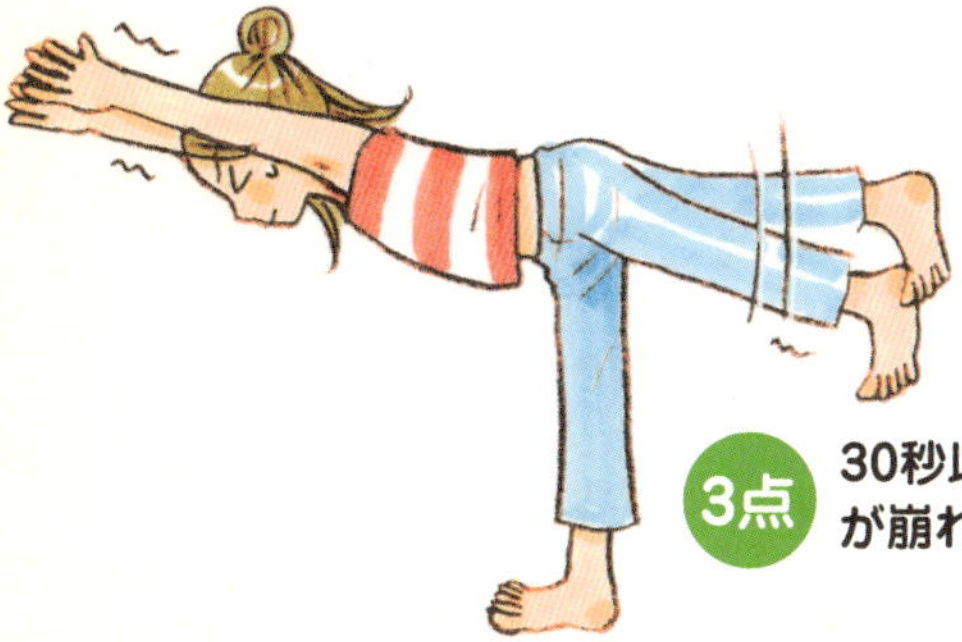

3点 30秒以内にバランスが崩れてしまう

check 3

骨盤底の引きしまり具合をチェック

ポーズB 手枕のポーズでチェック

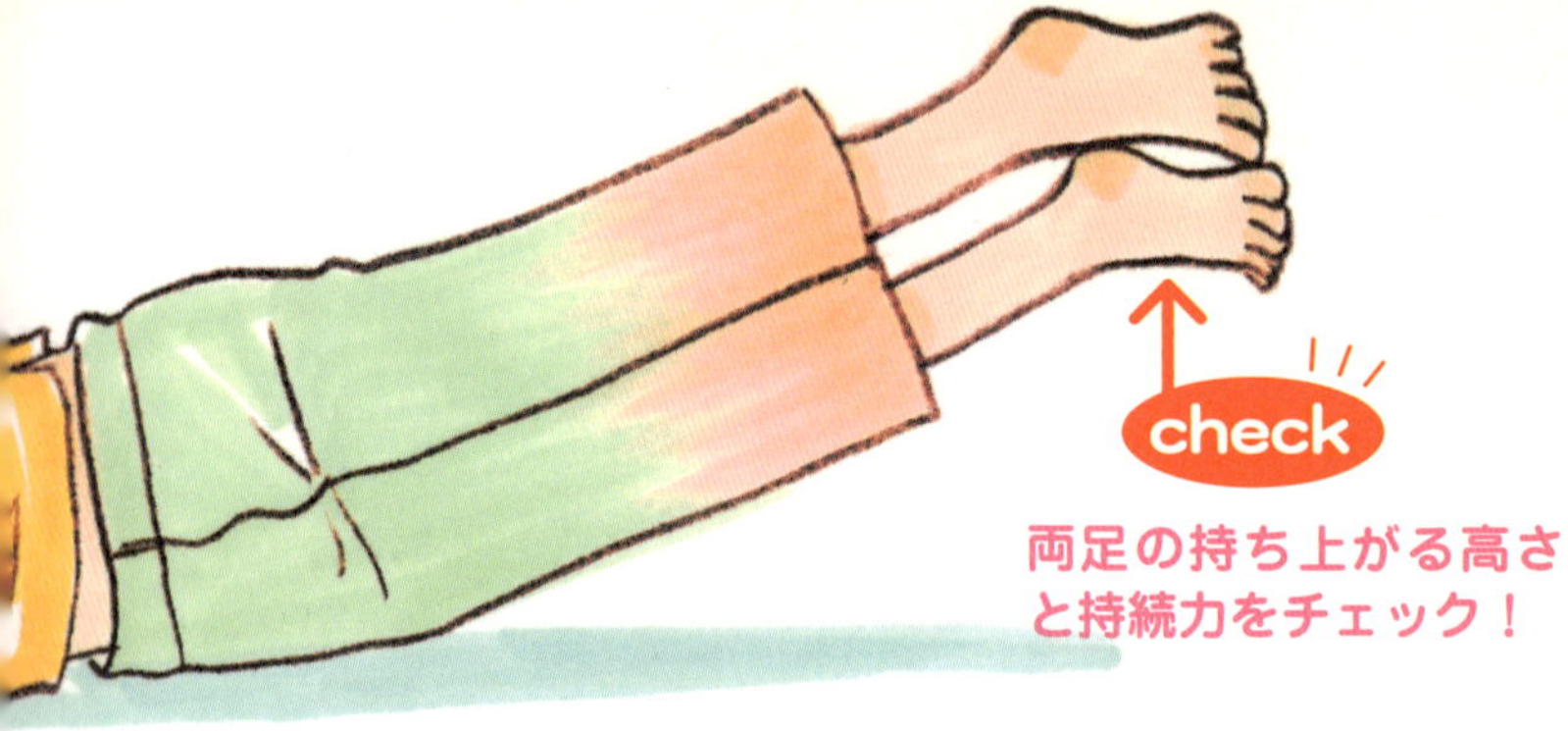
check
両足の持ち上がる高さ
と持続力をチェック！

右足を下にして横になり、右手で頭を支えて手枕をする。左足の力は抜き、下になっている右足とおなかの力で両足を真上に持ち上げる

★ポーズBの評価

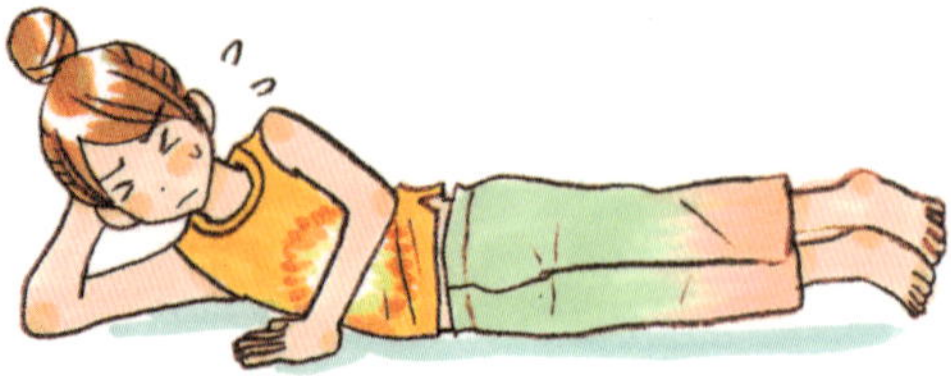

1点

ほとんど持ち上がらない

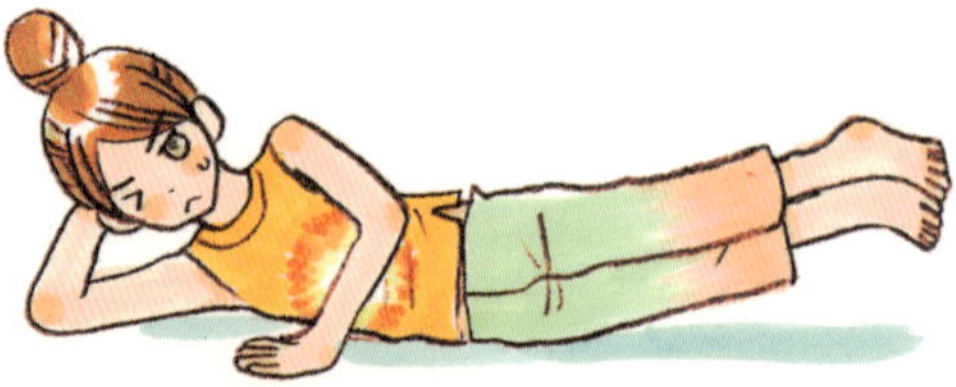

3点

20cm以上持ち上がるが
10秒以内にしんどくなる

check 3 の結果

あなたの骨盤底の引きしまり具合は?

2つのチェックはどうでしたか?
2つのポーズの点数を合わせて、あなたの骨盤底の引きしまり具合を調べてみましょう。

★ポーズⒶⒷの合計点数

□点

2～4点の場合

太ももと骨盤底をしめる力がほとんどない状態

根気がなく、心身ともに不安定になる傾向が。また、ほうっておくと、足やお尻などに肉がつきやすく、下半身太りの原因になってしまいます。

6点の場合

太ももと骨盤底をしめる力が弱い状態

下半身太りの予備群です。これ以上弱くなる前に、力まずあせらず対処していきましょう!

8～10点の場合

ふだんからしっかりと地に足がついていて、安定感がある状態

これまでどおりの立ち方、歩き方を続けていけば問題なし! ふつうに生活していれば、引きしまった下半身になるでしょう。

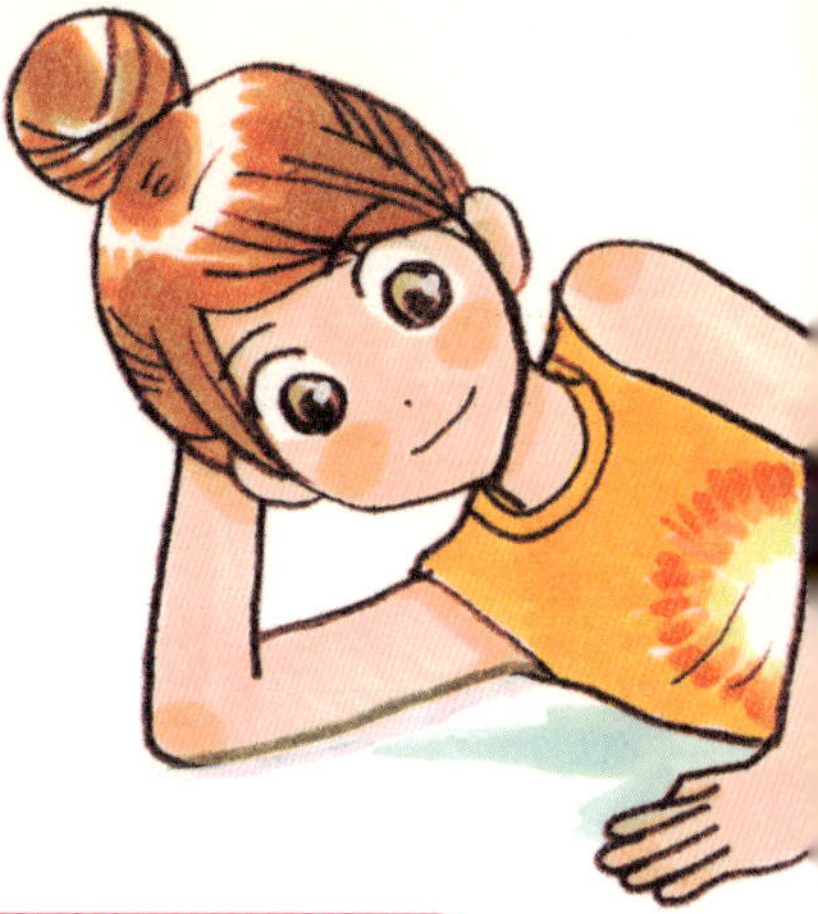

こうならないよう注意!

両足を持ち上げるとき、体が「くの字」にならないように注意。上から見て体が一直線になるように真上に持ち上げて

5点

20cm以上持ち上がり、10秒過ぎてもつらくない

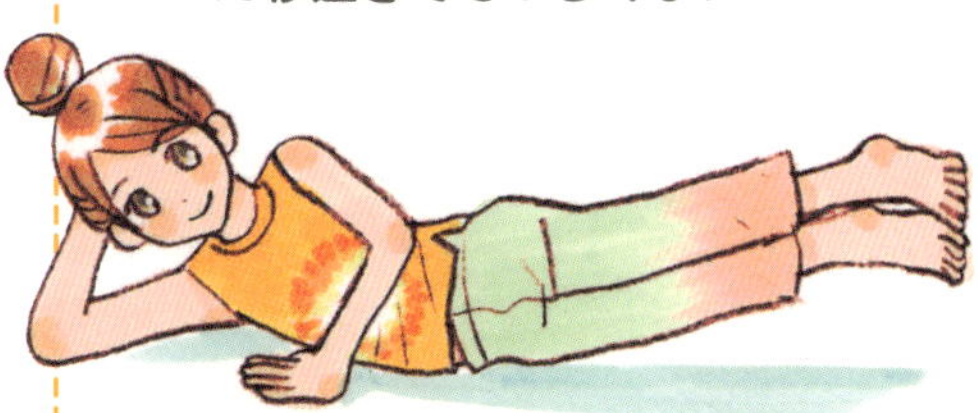

check 4

骨盤の伸び具合をチェック

あなたの骨盤はどっち？

すらりと伸びてる？ or つぶれてる？

最後は、骨盤の伸び具合をチェックします。下腹をへこませる筋肉がほどよくついていると骨盤から腰がすらりと伸びます。逆にこの筋肉が弱いと腰を伸ばす力も弱く、体を支えるために骨盤に異常な負担がかかってしまいます。2つのポーズを行い、それぞれ何点かチェックして。2つとも終わったら、2つのチェック点数を合わせた結果が、あなたの骨盤の伸び具合です。

ポーズA カパラバティ呼吸法でチェック

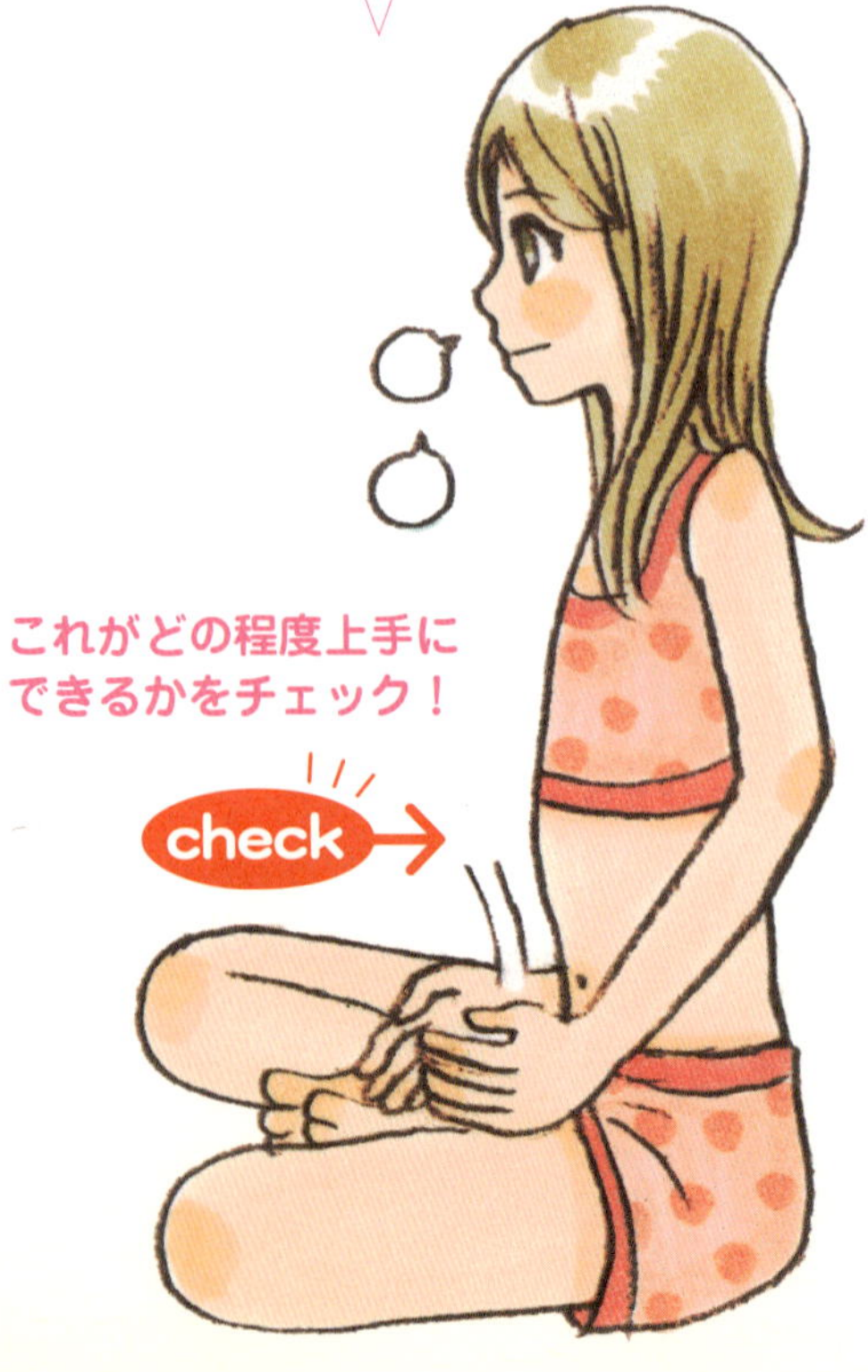

これがどの程度上手にできるかをチェック！
check

あぐらをかいて、背すじを伸ばす。肩の力を抜いて下腹をゆっくりとへこませて息を吐く（このとき胸を持ち上げなければ肺が圧迫されて息が吐き出される）。これができたら、素早くこの動作を繰り返し、フンフンとリズミカルに息を吐き出す。20秒で40回のペースで繰り返す

★ポーズⒶの評価

1点

下腹がへこまない

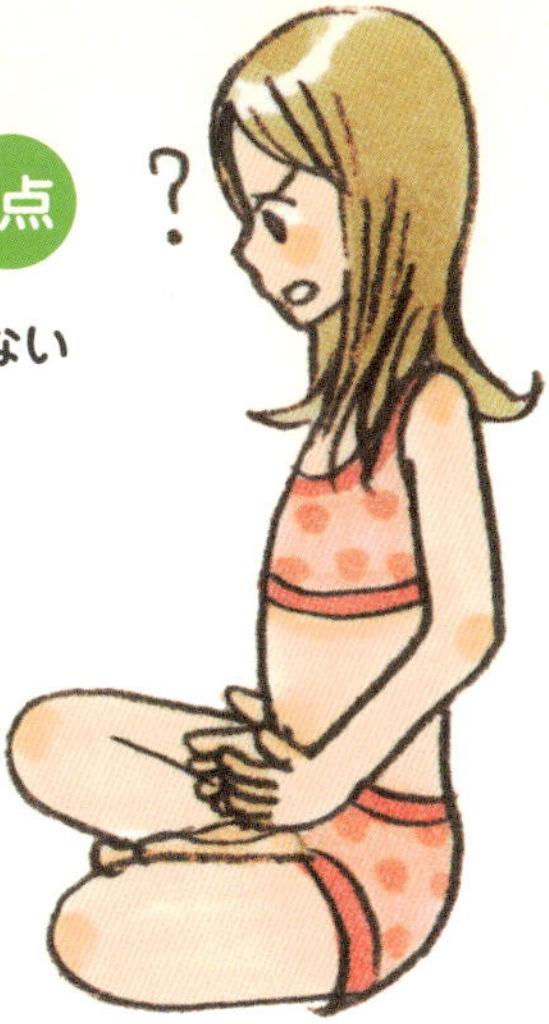

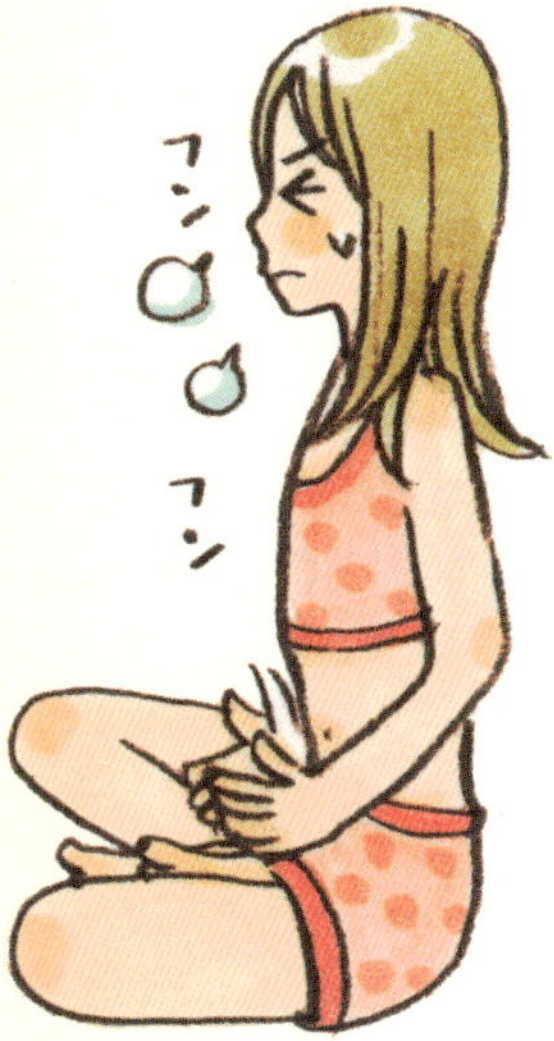

3点

フンフンと繰り返し息を吐けるが、
20秒以内にペースダウンしてしまう

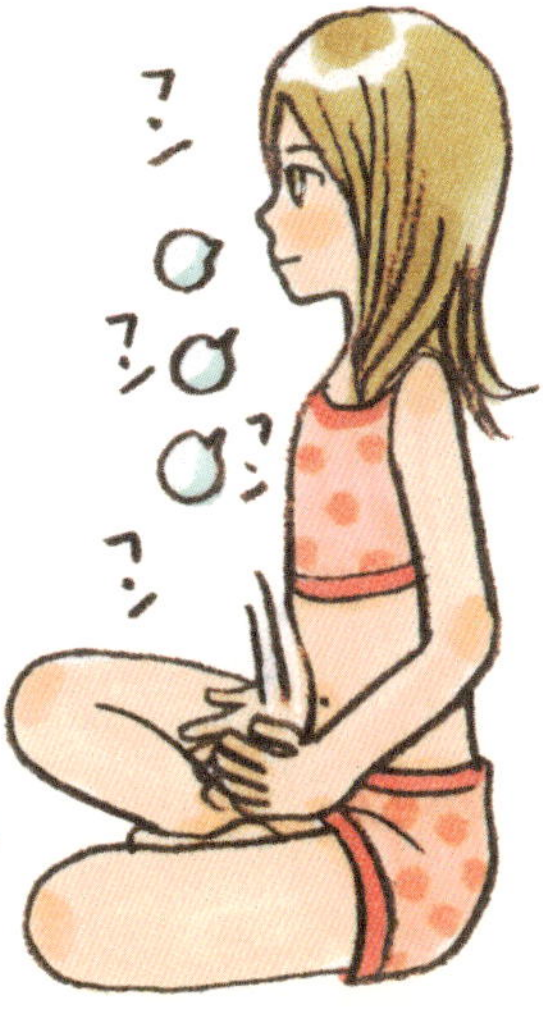

5点

20秒たってもリズミカルに
おなかをへこませて息が吐ける

ポーズB 板のポーズでチェック

腕立て伏せの姿勢でひじを伸ばし、肩の真下に手首がくるようにする。下腹をつり上げるようにへこませ、全身を突っ張って姿勢を保持する

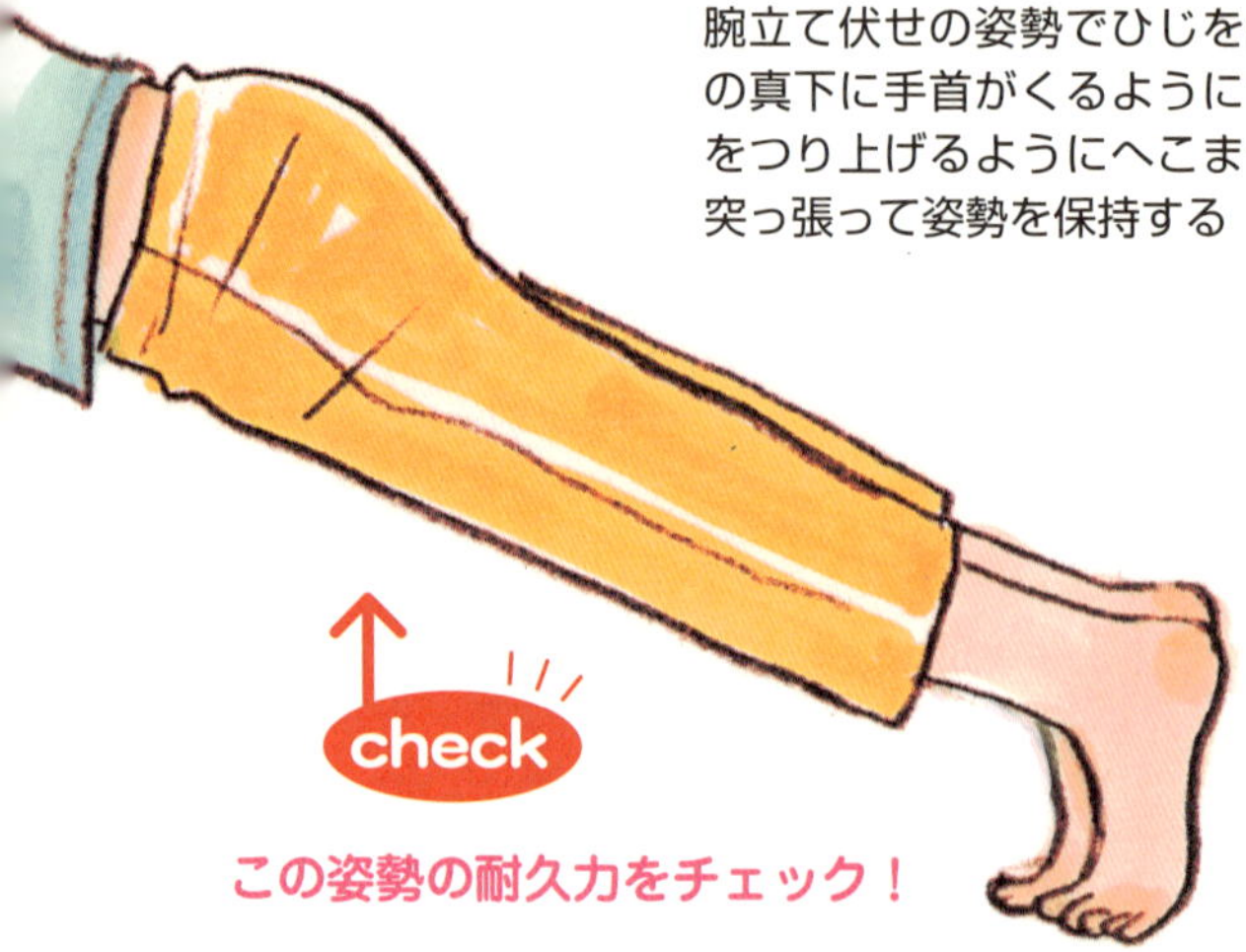

check

この姿勢の耐久力をチェック！

★ポーズBの評価

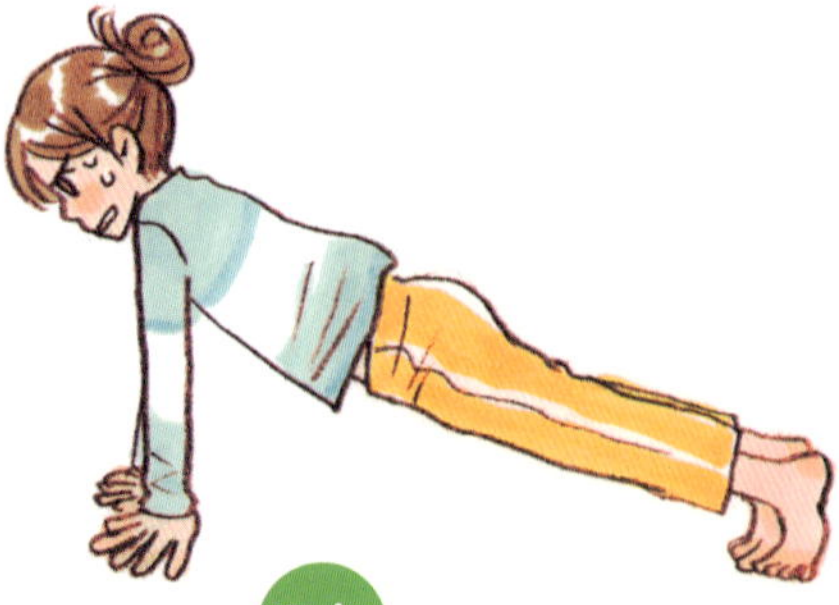

3点

姿勢を保持するのが大変で、30秒以内に疲れてしまう

体が一直線にならない、または10秒以内に疲れてしまう

1点

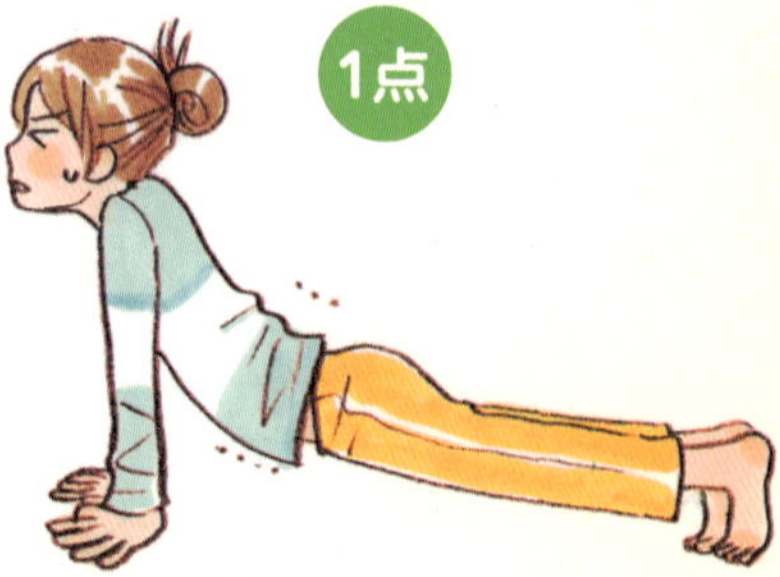

check 4 の結果

あなたの骨盤の伸び具合は？

2つのチェックはどうでしたか？
2つのポーズの点数を合わせて、
あなたの骨盤の伸び具合を調べてみましょう。

★ポーズⒶⒷの合計点数

□点

2〜4点の場合

骨盤がぺしゃんこ状態

下腹をへこませる筋肉がないに等しいので、骨盤がつぶれて体がシャキッと伸びなくなっています。体全体がつぶれているので横に広がり太って見える可能性もあります。全身のシルエット崩壊の恐れも……。

6点の場合

骨盤が窮屈な状態

下腹をへこませる筋肉がすこし弱いので、骨盤にかかる負担が多く、このままだと時間とともに姿勢が崩れ、美しくない体になってしまいます。心身ともに覇気がなくなる可能性もあるので注意。

8〜10点の場合

骨盤がすらりと伸びた状態

下腹をへこませる筋肉が十分にあるといえます。無理なく姿勢を保持でき、心も体も疲れにくいはず。ただし、がんばりすぎには注意しましょう！

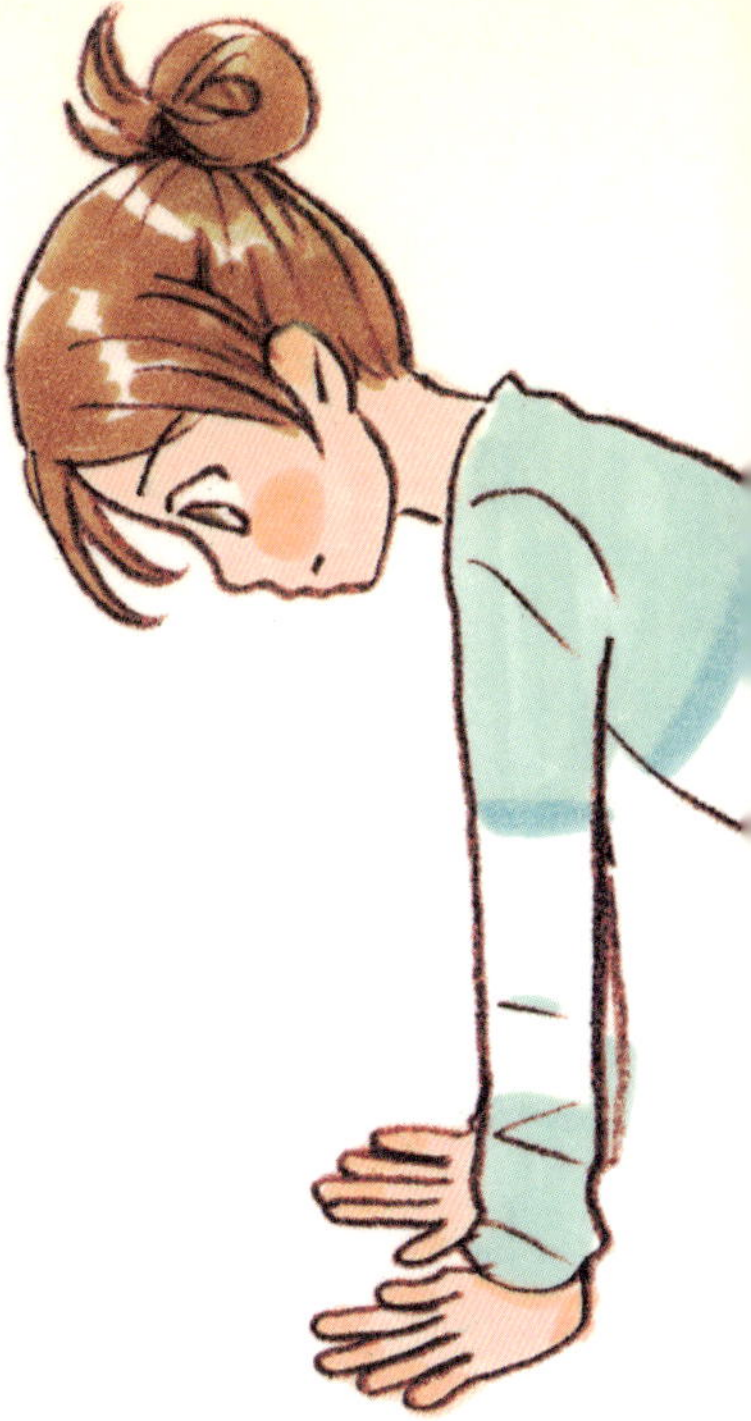

5点

姿勢が安定していて、
30秒経過しても疲れない

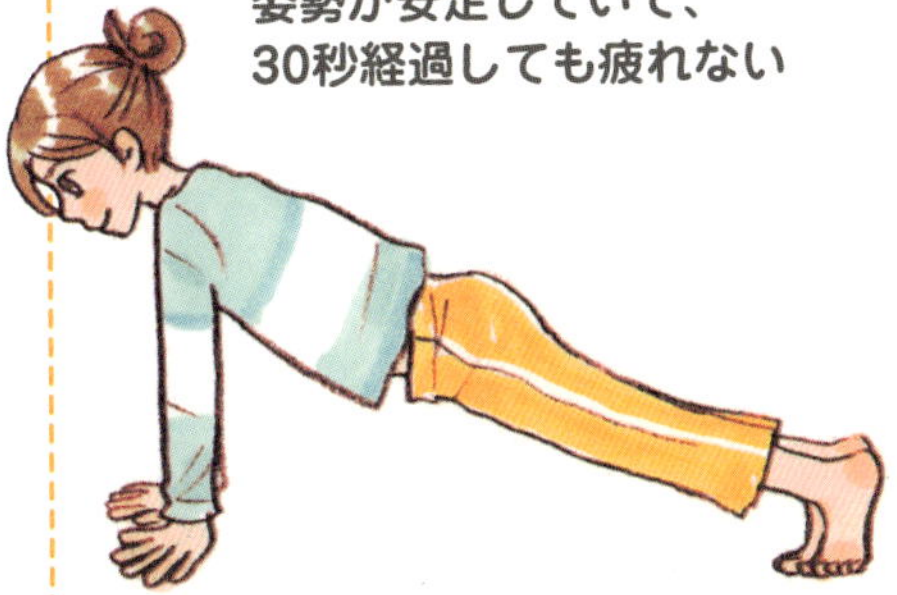

総合診断

自分の骨盤健康度を知ろう!!

4つの骨盤チェックおつかれさまでした。結果はいかがでしたか?
4つすべての結果を総合して、あなたの骨盤の健康状態を調べてみましょう。

合計得点が10点以下のあなた

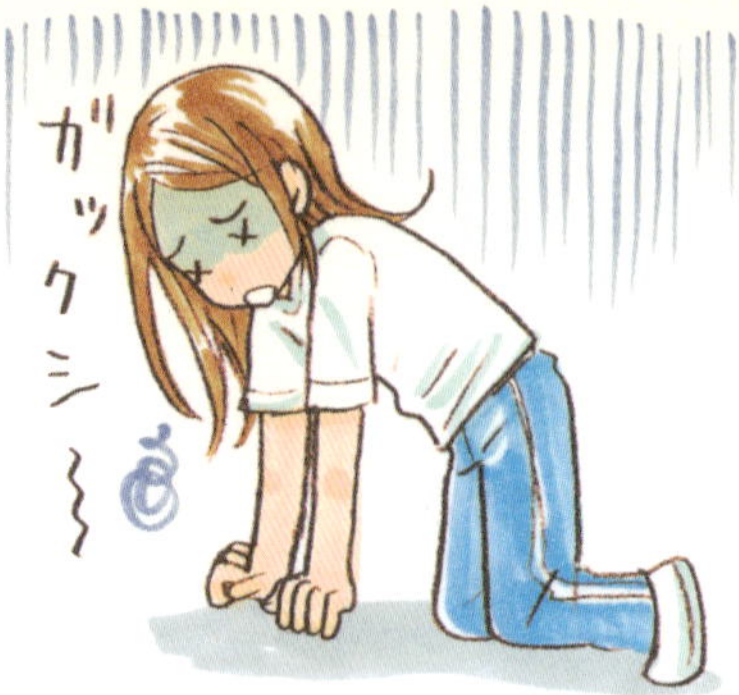

骨盤健康度
☆☆☆☆☆

あなたの骨盤はとても不健全

残念ながらあなたの骨盤は、今とっても不健全な状態です。心身ともに負のオーラ全開かも……。しかし、だからこそ骨盤ヨガのやりがいもあるってこと！　骨盤ヨガの4ステップを習慣化して、体と心の両方をみるみるキレイにしてしまおうじゃありませんか。

合計得点が12〜24点のあなた

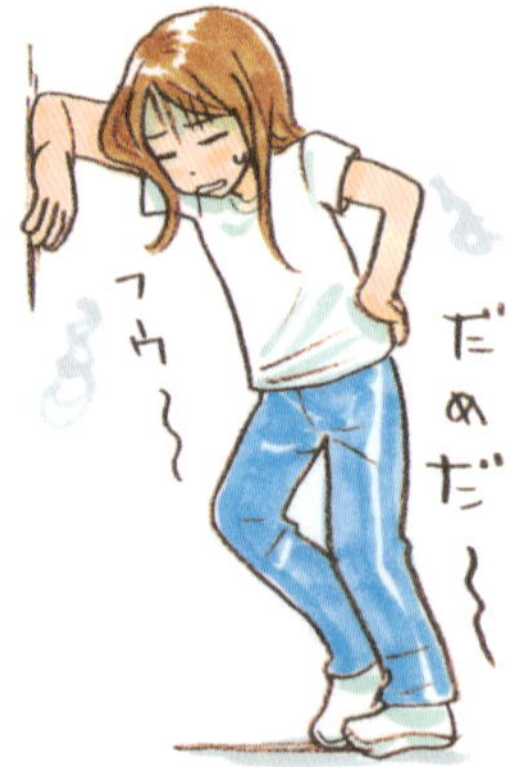

骨盤健康度
★★☆☆☆

あなたの骨盤はちょっと不健全

あなたの骨盤はよい状態とはいえません。このままほうっておくと、心に覇気はなくなり、体はシルエット崩壊の可能性も。チェック結果の悪かった部分を重点的に、骨盤ヨガの4ステップを身につけて、イキイキさわやか女性になりましょう。

合計得点が26〜38点のあなた

骨盤健康度
★★★★☆

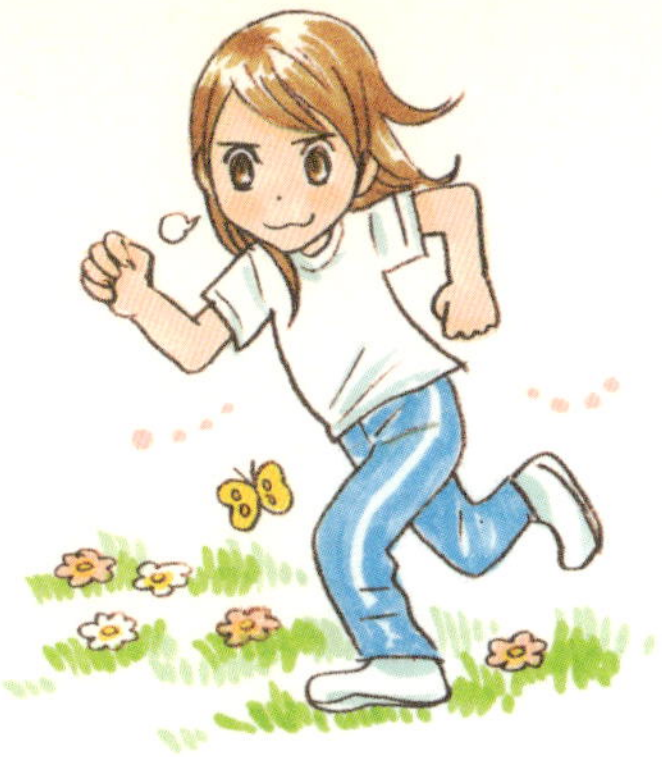

あなたの骨盤は
まずまず健全

あなたの骨盤はまずまず健全な状態ですね。ただ、バランスがとれてこそ骨盤は健やかになります。チェック結果で悪かったところを重点的に、骨盤ヨガを取り組んでみてください。今よりもっと理想的な体に近づけるはず。メンタルも安定するのでイライラなども低下するでしょう。

合計得点が40点のあなた

骨盤健康度
★★★★★

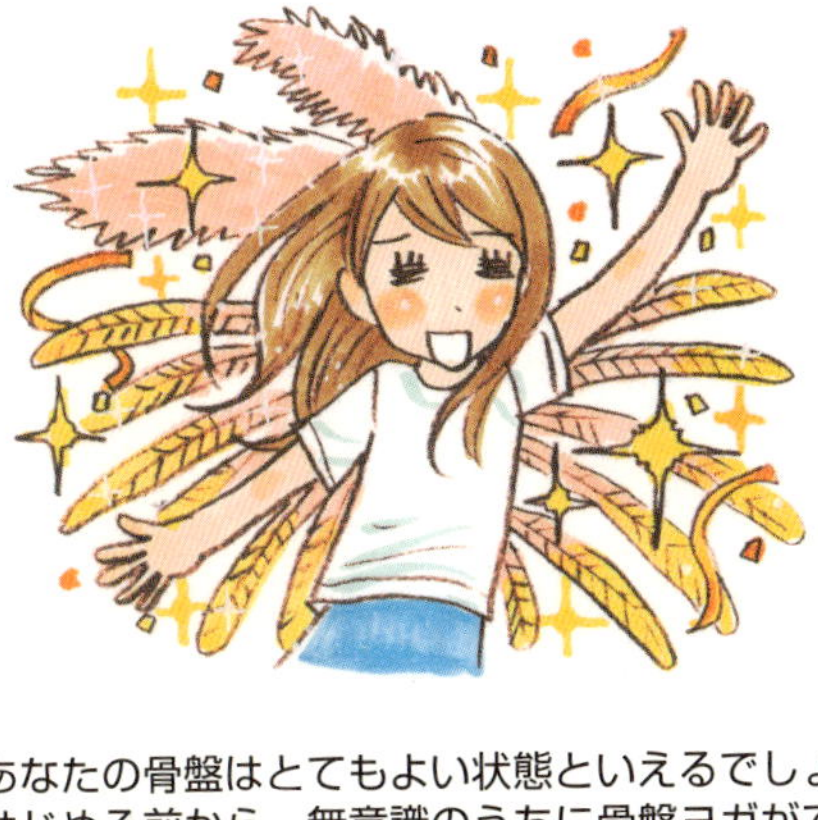

あなたの骨盤は
最高に健全！

あなたの骨盤はとてもよい状態といえるでしょう。骨盤ヨガをはじめる前から、無意識のうちに骨盤ヨガができているのかもしれません。このまま健全な骨盤を保つためにも、骨盤ヨガを日常に取り入れて、心身ともに魅力的で元気な女性でい続けてください。

骨盤はこれからの調整次第で、だれでも健全になれる！
いよいよ骨盤ヨガ実践へレッツ・ゴー！

骨盤のゆがみは重要じゃないの!?

本書では、他の本や雑誌でよく見かける「骨盤のゆがみ」「骨盤矯正」という言葉がほとんど出てきません。でも、それは決して「ゆがみ」なんてどうでもいいと考えているからではありません。「ゆがみ」はあくまでも結果であり、その原因を正すことが大切だと考えているからです。

ヨガでは、すべての物事には必ず「原因」があり、その当然の報いとして「結果」が訪れると考えます。では骨盤の「ゆがみ」の原因は何でしょうか？

多くの原因が考えられますが、その本質は、「ふだんの生活で骨盤が適切な状態に保たれていないこと」にあります。

然るべきところを引きしめ、然るべきところをゆるめ、然るべき角度に保つこと。こういった、骨盤にとって快適な環境が保たれていないからこそ、その当然の結果としてゆがみが生じるわけです。

骨盤ヨガでは、その原因を正して「理想的な骨盤の状態」を保つことを目指します。理想的な骨盤の状態を心がけさえすれば、結果として骨盤のゆがみは解消されると考えているのです。

逆に、その原因を放置したまま、結果であるゆがみを解消したとしても、すぐに元通りになってしまうのです。

したがって今回のチェックでは、ゆがみの有無ではなく、骨盤をよい状態に保てているかどうか、体のクセをチェックしたわけです。

結果はいかがでしたか？　あせらず急がず、次章の骨盤ヨガレッスンに取り組んでいきましょう！

第3章

体と心が変わる奇跡の骨盤ヨガ

いよいよ骨盤ヨガレッスンに入りましょう。４つのステップで骨盤を理想のバランス状態にします。どれもかんたんな調整ですが、しっかりポイントを押さえることが変化につながります。

さぁ骨盤ヨガレッスンをはじめよう!!

骨盤ヨガで体と心のキレイを手に入れよう！

お待たせしました。いよいよ、骨盤ヨガの実践に入ります。

骨盤ヨガは、骨盤の状態を４つの方法ですこし調整するだけ。

かんたん！　つらくない！　気軽にどこでもできる！　それが骨盤ヨガの魅力です。だからこそ、最初が肝心です。

最初にしっかりと正しいやり方を身につければ、あとはこっちのもの。慣れれば10秒でできてしまう！　といっても過言ではありません。

「骨盤が変わると体が変わる！　心が変わる！」を合い言葉に、骨盤改造に取り組んでください！

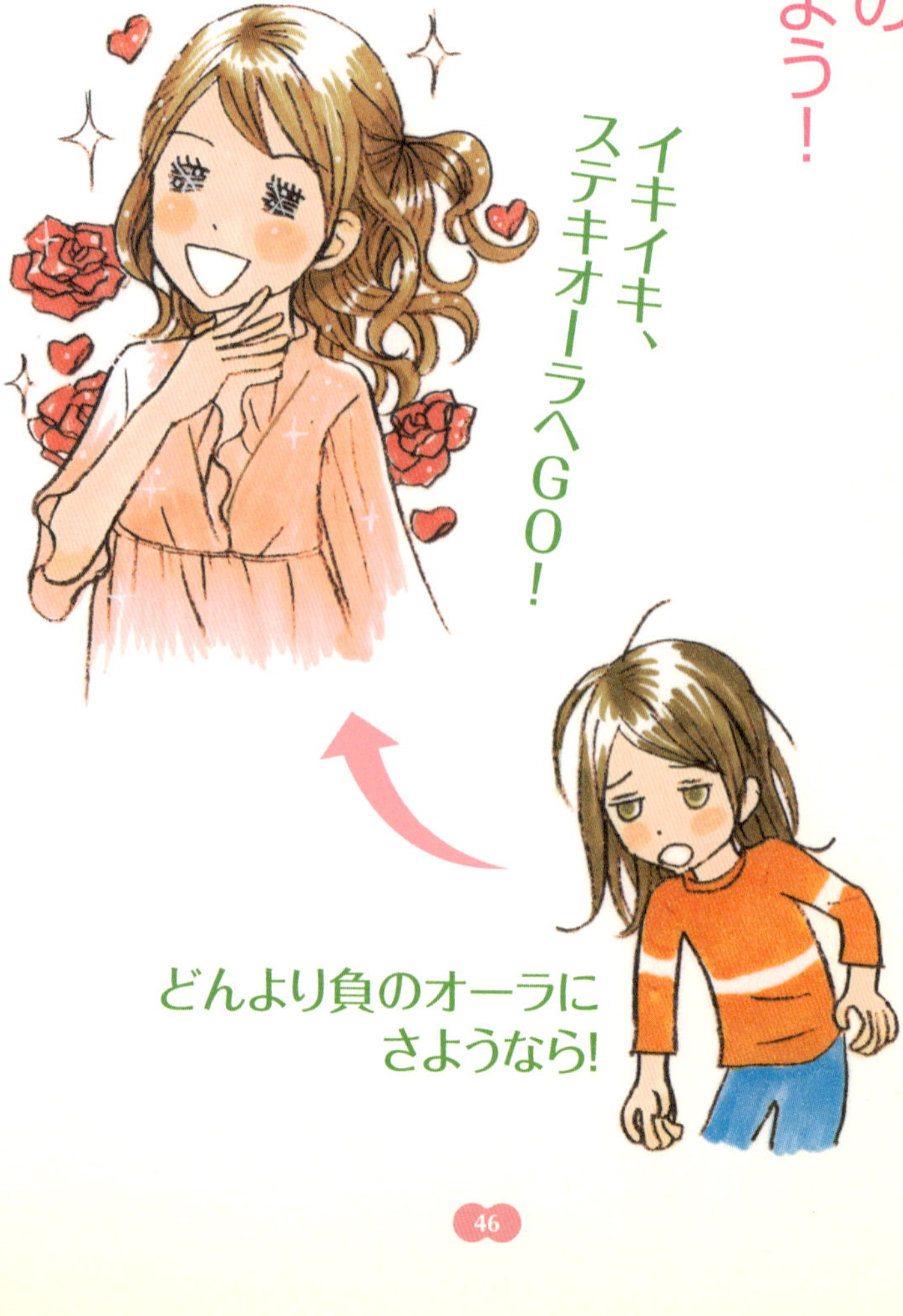

イキイキ、ステキオーラへGO！
どんより負のオーラにさようなら!

ダメダメ骨盤をイキイキ骨盤に変える基本の４ステップはこれ！

骨盤ヨガは、骨盤を「起こす」「ゆるめる」「しめる」「伸ばす」の４ステップです。

基本的には４つを順に実践し、通して行うと効果が期待できます。

ただし、２章のチェックで最低点に該当したものなどは、特に意識して重点的に取り組んでもＯＫ。あせらず気負わず、自分のペースで骨盤ヨガを身につけましょう。

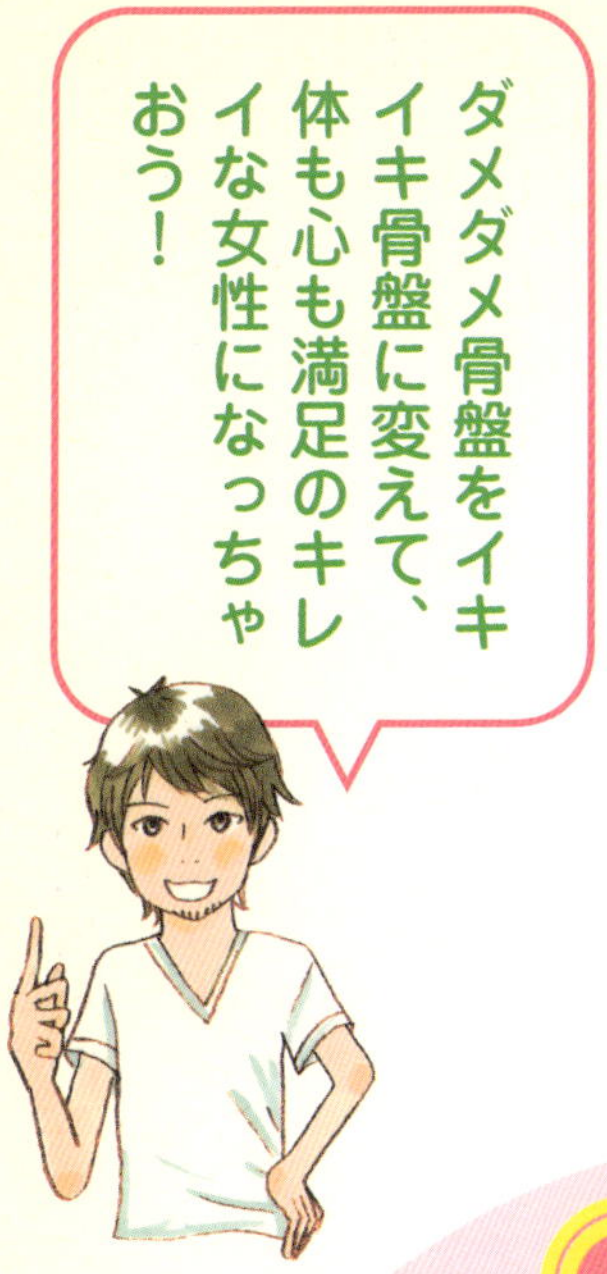

ダメダメ骨盤をイキイキ骨盤に変えて、体も心も満足のキレイな女性になっちゃおう！

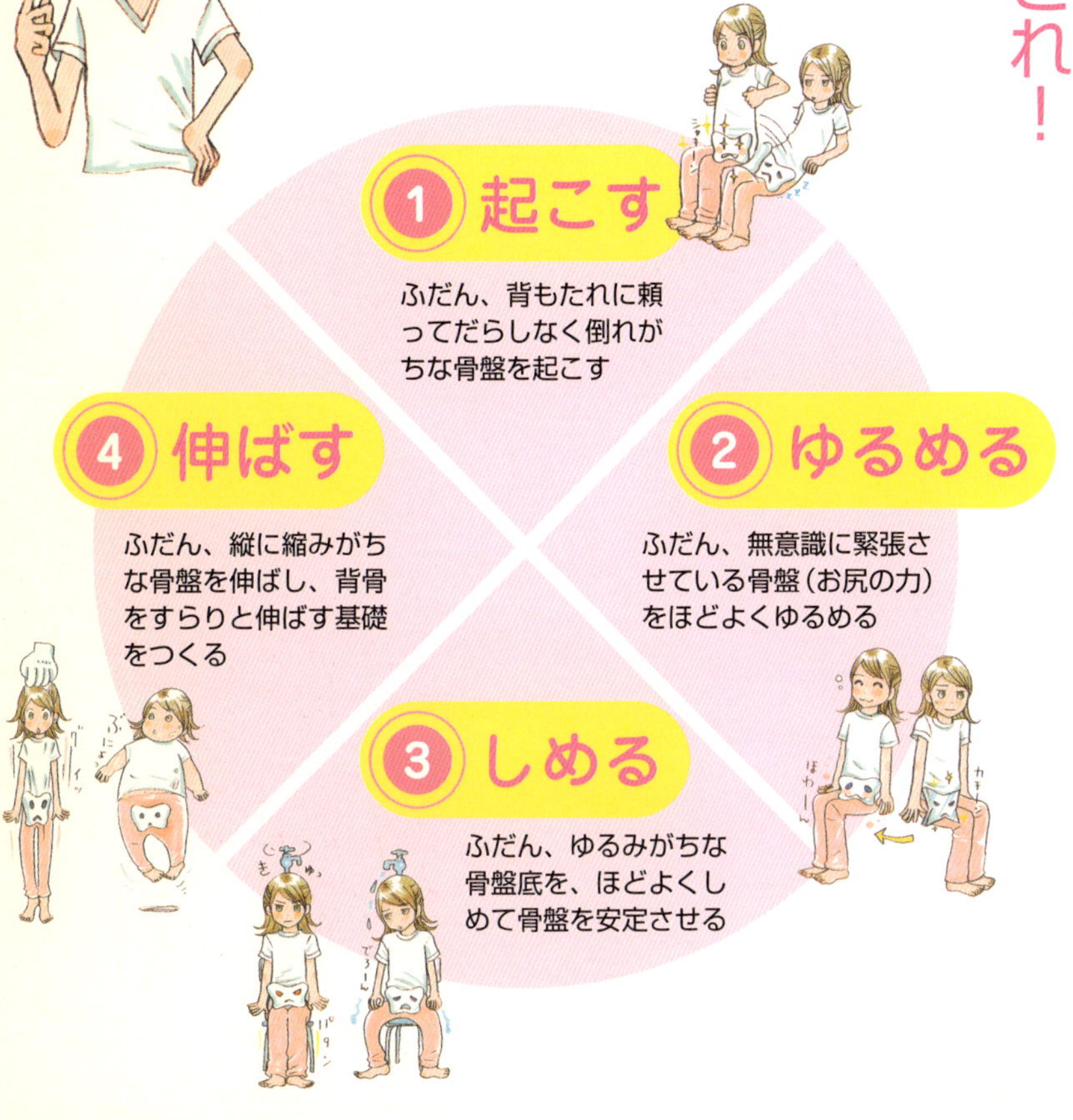

1 起こす
ふだん、背もたれに頼ってだらしなく倒れがちな骨盤を起こす
2 ゆるめる
ふだん、無意識に緊張させている骨盤（お尻の力）をほどよくゆるめる
3 しめる
ふだん、ゆるみがちな骨盤底を、ほどよくしめて骨盤を安定させる
4 伸ばす
ふだん、縦に縮みがちな骨盤を伸ばし、背骨をすらりと伸ばす基礎をつくる

骨盤ヨガ

1

キホン編

骨盤を「起こす」

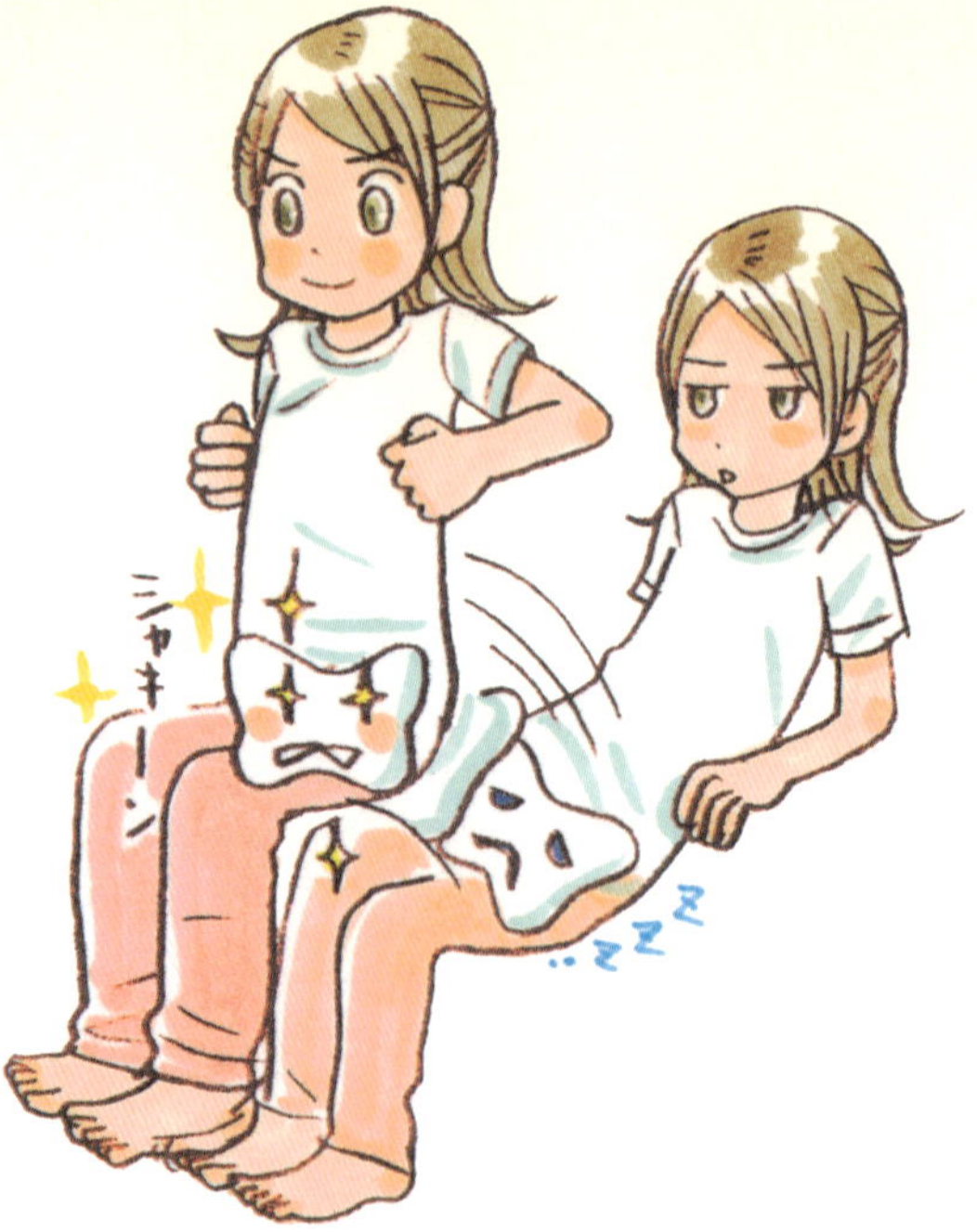

骨盤をバランスのよい位置まで起こそう

骨盤にとって第一に重要なのが、前後の傾きのバランス。ちょっとお尻を突き出してみてください。次に股間を突き出してみて。動きますよね？　前者が骨盤を前に、後者が骨盤を後ろに傾けている状態です。このバランスが悪いと、その上に伸びる背骨がラクに伸びません。

猫背はこの顕著な例。骨盤の前後バランスが悪いので、背骨がだらしなくゆるみすぎているのです。ＰＭＳ（24ページ参照）がひどいという人も、このバランスの悪さが招く、骨盤周辺の緊張が大きな原因となっています。

理想的な起こすバランスとは？

理想的な骨盤の前後バランスとは、骨盤がほうっておいても後ろにも前にも倒れない角度。それはちょうど卵をバランスさせて立てる様子に似ています。

卵を机の上で立てるとき、バランスが悪いと支える力が必要になり、何時間も支え続けていると疲れてしまいます。同じように、よい姿勢が続かない、姿勢を正そうとすると疲れてしまうという人は、骨盤のバランスに原因がある証拠。よい姿勢とは骨盤のバランスがよく、無駄な力を使わないので、疲れないものなのです。

骨盤ヨガ❶をやると、

猫背が直り、姿勢美人になる！ 精神が安定し、肌にもよい影響が！

How to 起こす

骨盤起こしの基本は超かんたん。骨盤を“寝かさない”ように気をつけるだけ。骨盤を寝かせないとは、骨盤が後ろ方向に倒れる力を生み出さないようにすること。

●骨盤が寝ている状態

背もたれがあると、どうしても骨盤や腰が背もたれを頼り、骨盤が寝てしまう。この状態で、背骨を無理に伸ばすと、ぎこちなく堅苦しい印象になる。精神的にも圧迫されて、やる気がない、倦怠感を感じるなどの悪影響が。また、このバランスの悪さは、腰の骨の椎間板を圧迫し、腰痛を招く原因にもなる

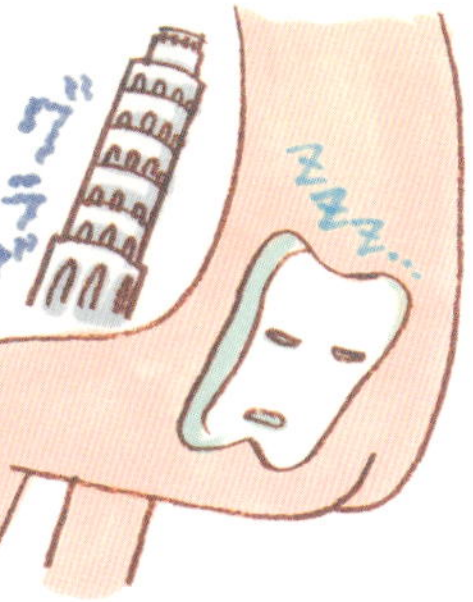
グラグラ
ZZZ...

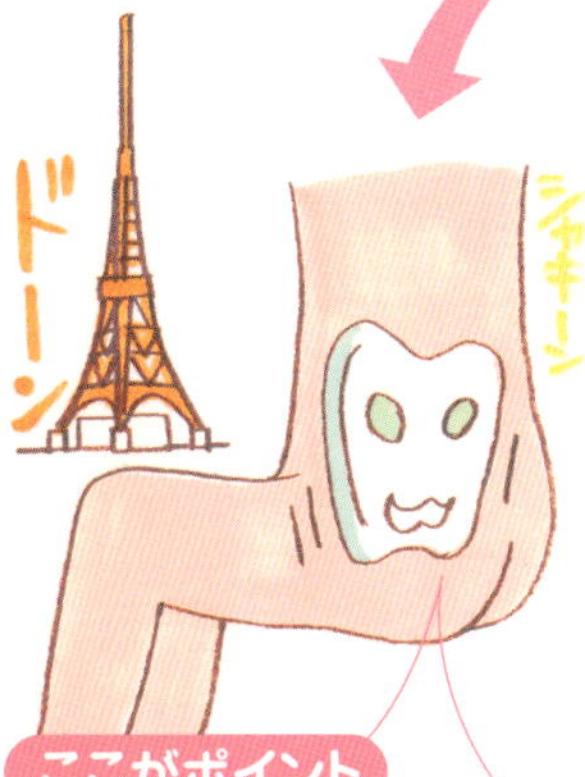
ドーン
シャキーン

●骨盤が起きている状態

上のように骨盤が寝てしまわないよう、ひょいと骨盤を起こす。力を抜いても骨盤が後ろに倒れないところを探すのがポイント。後ろ方向へと逃げていた体重が、下に伝わっていくのを感じて。お尻の下にだれかを敷いていて、その人を尻圧でつぶすような感覚があればベリーナイス！

ここがポイント

骨盤を理想的なバランスに保てているとき、横から見ると立位では腰に穏やかなカーブがある。座位ではほとんど腰がまっすぐで、かすかなカーブがある。このカーブのおかげで、私たちの体は上半身の体重を分散させて、腰への負担を減らすことができる

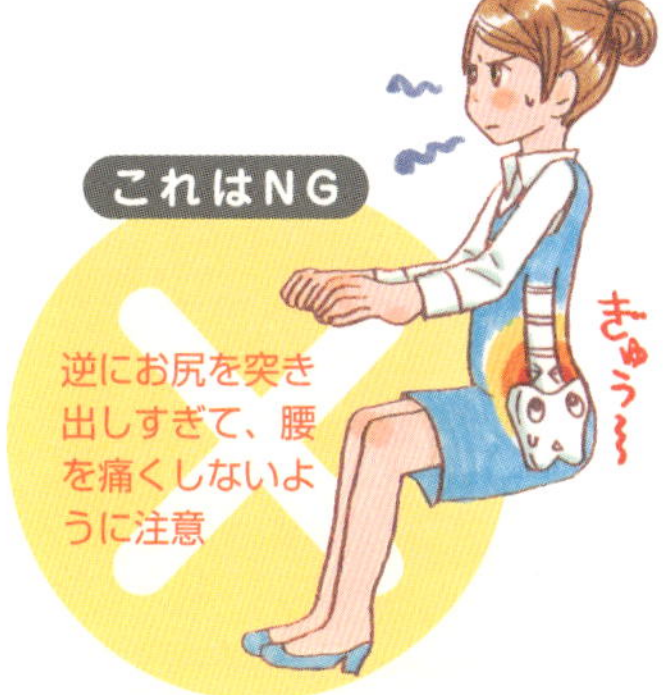
これはNG
逆にお尻を突き出しすぎて、腰を痛くしないように注意
きゅう～

骨盤ヨガ
1
ステップアップ編

起こす感覚をつかむサブメニュー

起こす感覚をつかんで骨盤の安定感を実感する

骨盤を起こすと、上半身の体重がどっしりと骨盤に落ちて安定感を感じるはず。いまいちピンと来ない人は、手を使ってこの安定感を確かめてみましょう。

1 イスに浅く座り、骨盤を左右からしっかりとつかむ。そのまま骨盤を内側に寄せる

2 手の力を使っておもいっきり骨盤を引き下げ、骨盤が安定している感覚をつかむ

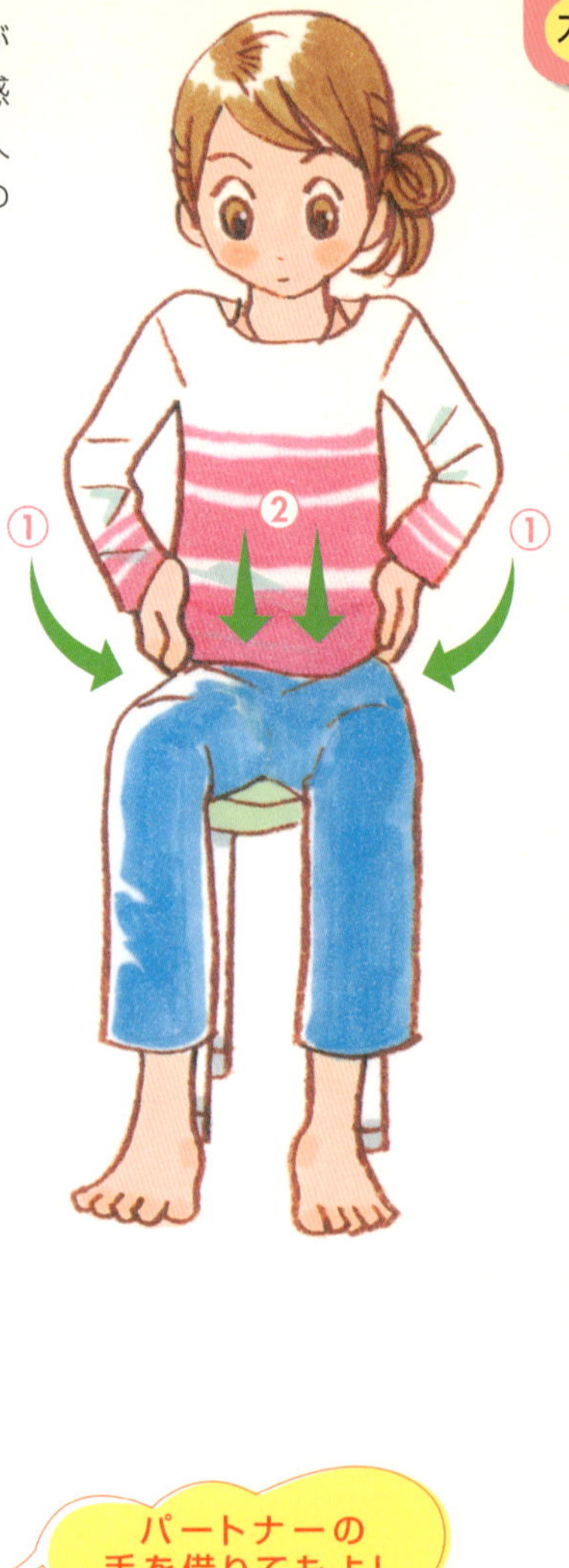

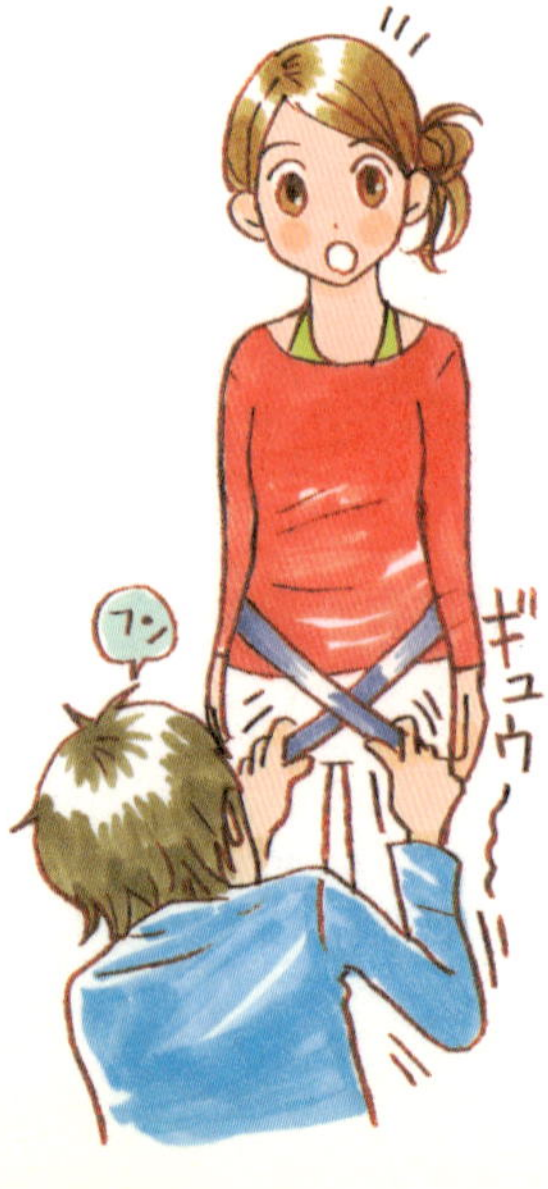

パートナーの手を借りてもよし

家族や友だちの手を借りてやってみるのもよい。その場合は、ベルトやタオルなどを骨盤にひっかけてクロスさせ、ぎゅっと下に下げてもらう

だから効く!

骨盤を「起こす」の㊙メカニズム

要はココ!

腸腰筋（ちょうようきん）

腸腰筋とは、腰から内ももをつなぐ筋肉と、骨盤の内側から内ももをつなぐ筋肉の総称。この筋肉がゆるみすぎていると、骨盤は後ろに倒れてしまう(下右図)。逆に、この筋肉がほどよく引きしまると、骨盤が起きてくる(下左図)

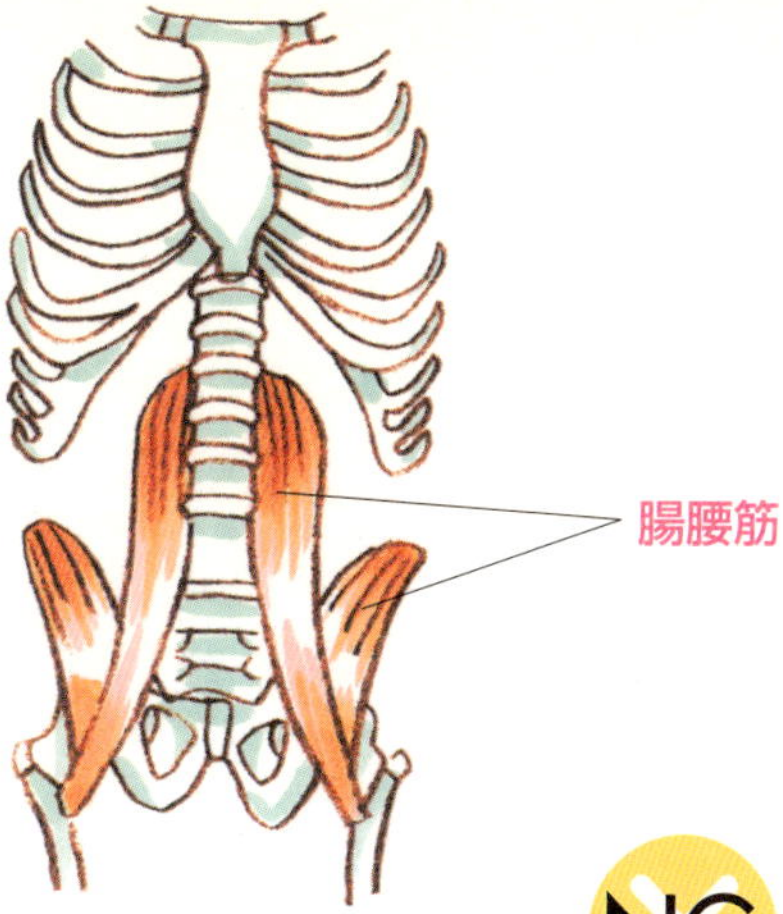

OK

●腸腰筋がほどよく引きしまっている

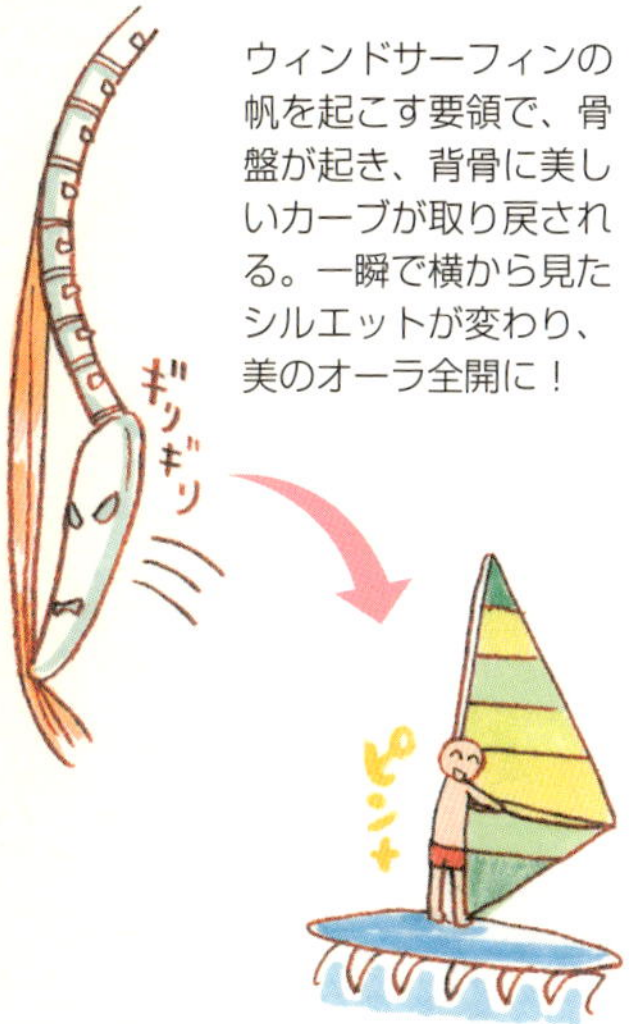

ウィンドサーフィンの帆を起こす要領で、骨盤が起き、背骨に美しいカーブが取り戻される。一瞬で横から見たシルエットが変わり、美のオーラ全開に！

NG

●腸腰筋がゆるんでいる

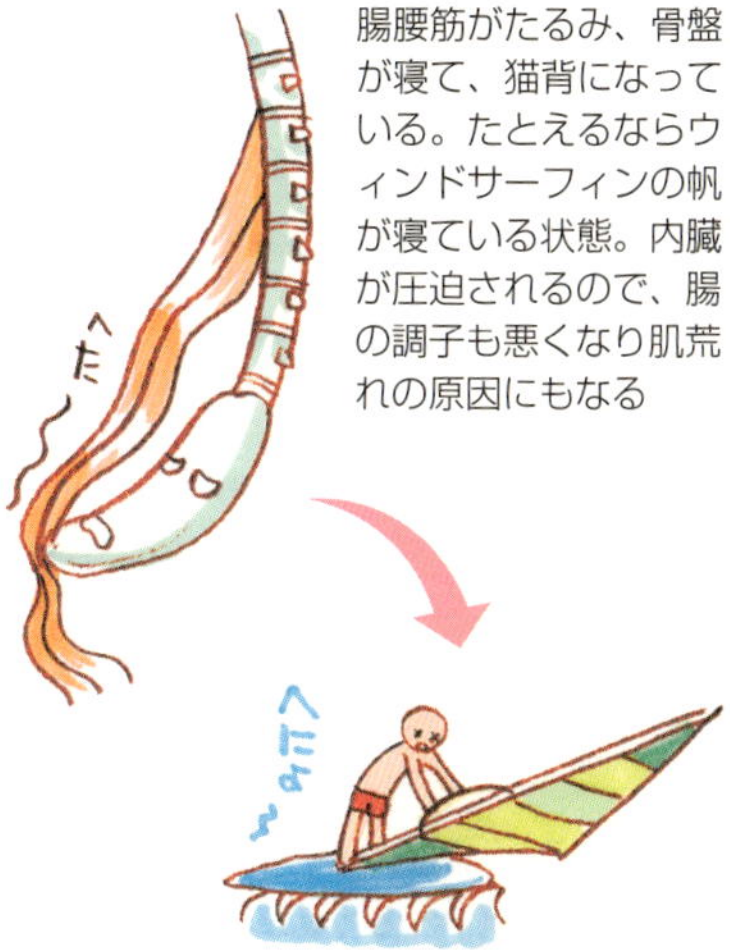

腸腰筋がたるみ、骨盤が寝て、猫背になっている。たとえるならウィンドサーフィンの帆が寝ている状態。内臓が圧迫されるので、腸の調子も悪くなり肌荒れの原因にもなる

骨盤ヨガ
2
キホン編

骨盤を「ゆるめる」

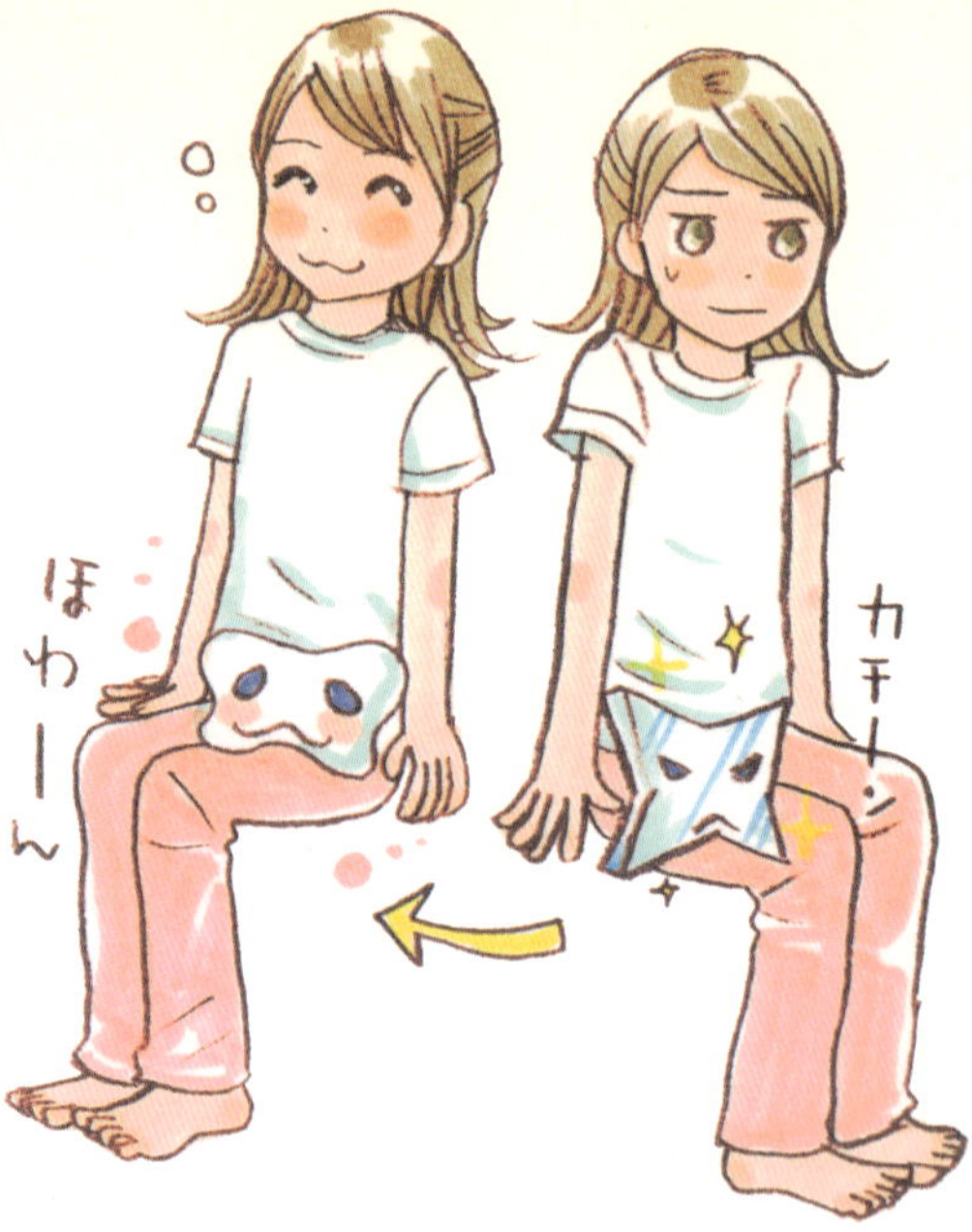

緊張してしまりすぎの骨盤をゆるめよう

ダイエット関連の本や雑誌には、骨盤がゆるむ＝悪いという表現が多いようです。確かに骨盤がゆるみすぎるのはよくないこと。だからといって、ただがむしゃらにしめればいいのかというとそれは大きなまちがい。

しめすぎると骨盤の動きが悪くなり、体の中心から力がスムーズに伝わらなくなって、全身に硬い印象でセクシーさが損なわれます。ガニ股気味など、歩き方がブサイクな人も骨盤のしまりすぎが一因といえます。過ぎたるは及ばざるがごとし。何ごともバランスが大切です。

現代人は緊張してしまりすぎ!?

骨盤は一枚の骨ではなく、大きく分けて、左・真ん中・右の3つに分かれています。この3つの骨の間には、ほんの少しだけ動く関節があり、通常ヨガでは、この関節はあまりしめないようにと教えています。

一般的には、この関節をしめておかないと肥満や腰痛を招くといわれていますが、実際には姿勢を正すときに過剰に緊張させてしまうことが多いのです。この力みすぎを解消するために、骨盤を起こしたあと、一度お尻をゆるめることが必要になってくるわけです。

骨盤ヨガ❷をやると、

血流がよくなり、太りにくい体質になる！ 心がリラックスして表情が優しくなる！

How to ゆるめる

骨盤を「ゆるめる」とは、お尻の力を単純に抜くだけ。骨盤ヨガ❶で骨盤を起こすと、多くの人はお尻に力が入るもの。このお尻の力をゆるめれば骨盤ヨガ❷は完了。

●骨盤がしまりすぎの状態

骨盤周辺の血流が悪くなり、全身の血流も阻害される。骨盤が緊張するので腰が硬くなり、腰痛の原因にも。整体では骨盤の緊張は頭部の緊張を招くと考えるため、イライラするなど精神的な不調も起こりやすい

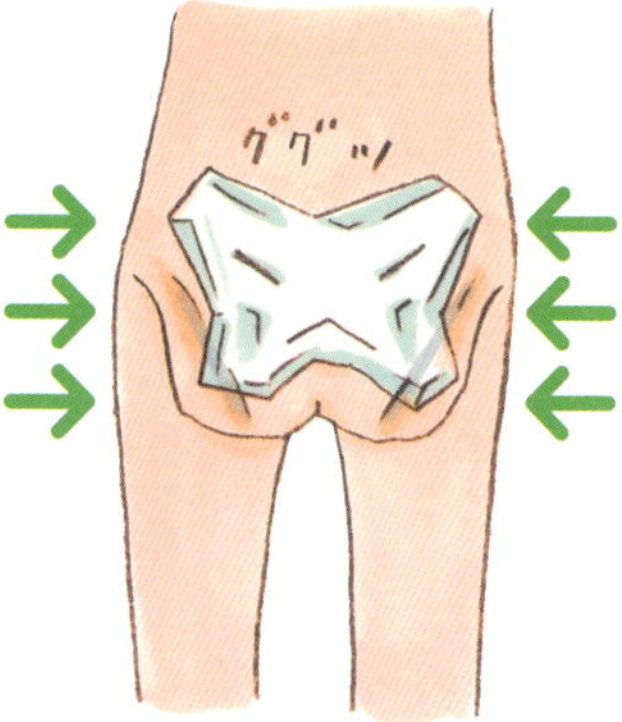

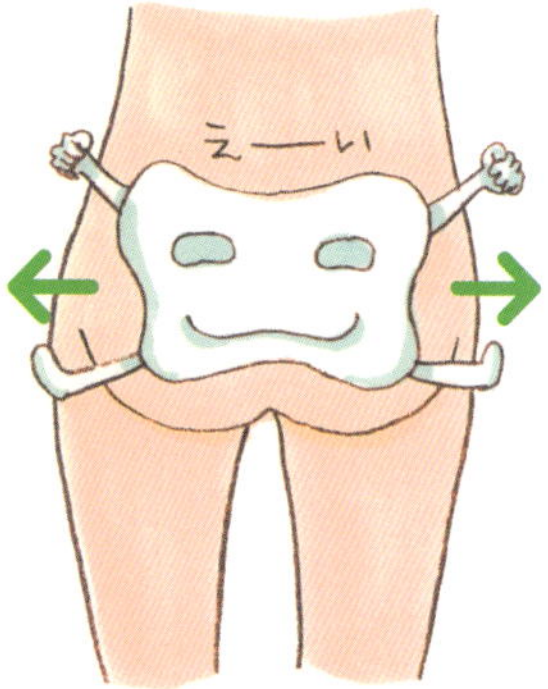

●骨盤が適度にゆるんでいる状態

骨盤まわりが柔軟になり、心身ともに余裕ができて動きも滑らかになる。のちに骨盤ヨガ❹(p.60)で、おなかの前の筋肉を引きしめて骨盤を安定させるので、お尻にあたる後ろ側はゆるめるように意識するくらいがちょうどよい

こうするとOK

あまり一生懸命"力を抜こう"としても、余計に力が入るだけ。上のイラストのように、左右にお尻が広がってゆるんでいくのを、深呼吸とともに気楽に味わおう。特に息を吐くときには、全身の力が抜けるので、このときがゆるむチャンス

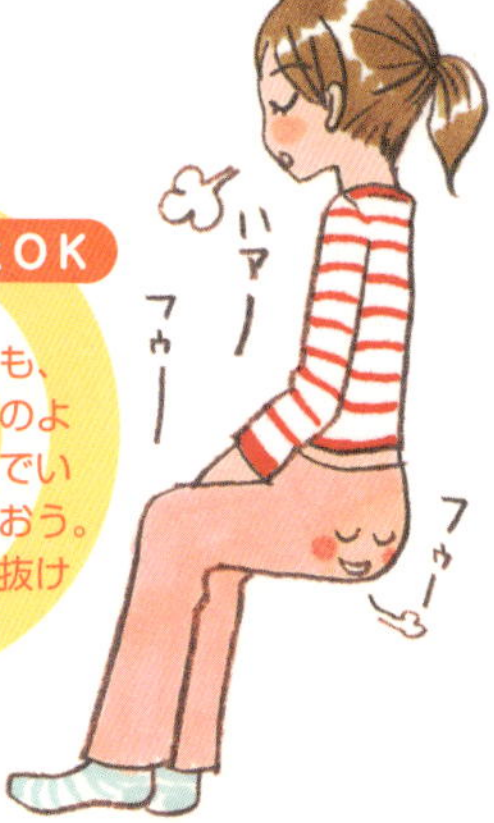

骨盤ヨガ

2

ステップアップ編

ゆるむ感覚をつかむサブメニュー

緊張させればわかるゆるむ感覚

ゆるめたいところは一度緊張させれば、その反動でかんたんにゆるみます。痛くない範囲で一度緊張させ、お尻が芯からゆるんでいく感覚を味わいましょう。

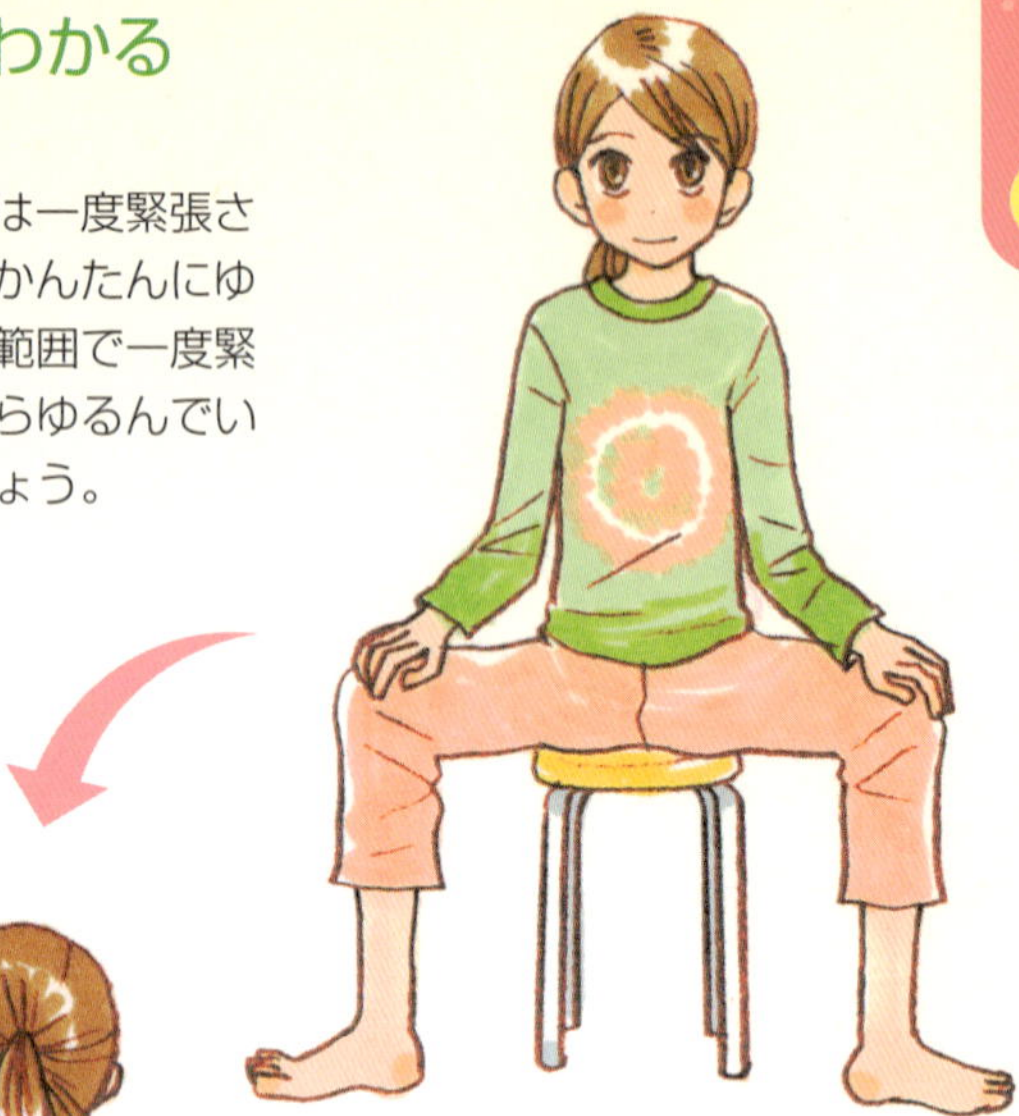

1 ラクな姿勢でイスに浅めに座り、骨盤を起こす

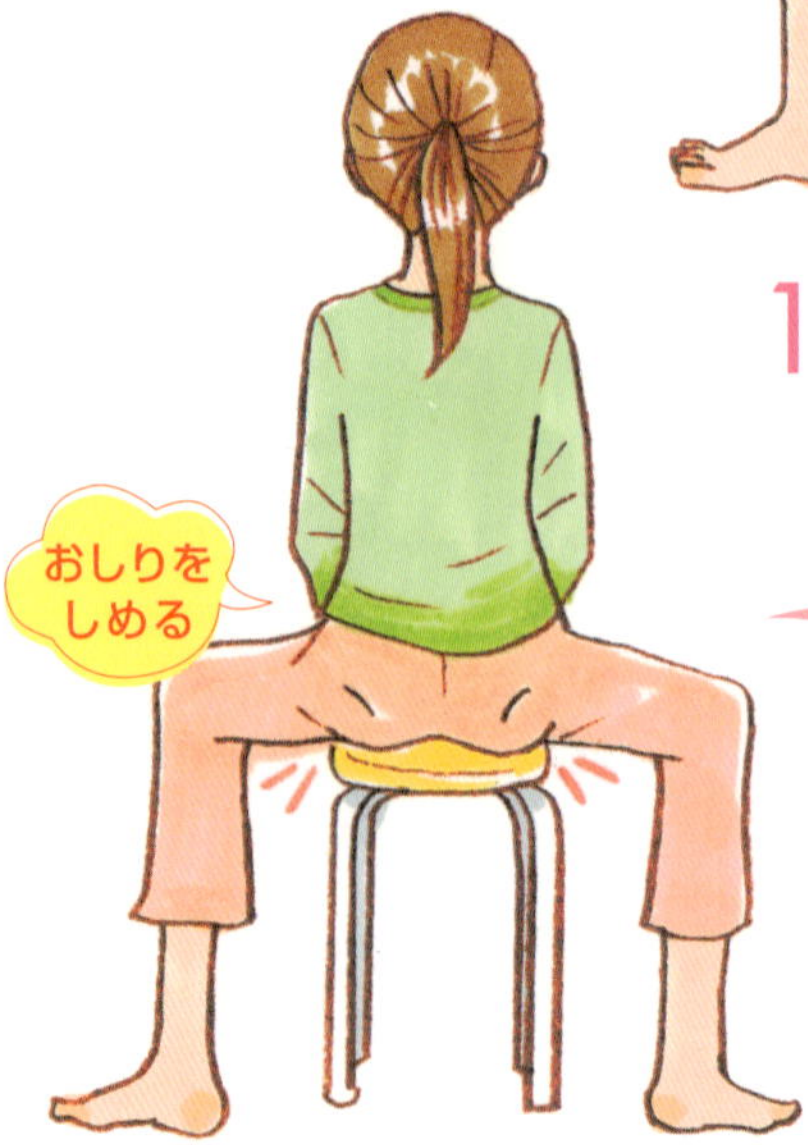

2 ひざを左右に開きながら、お尻を中心に寄せて痛まない程度に力を入れる。そのまま30秒ほど深呼吸する

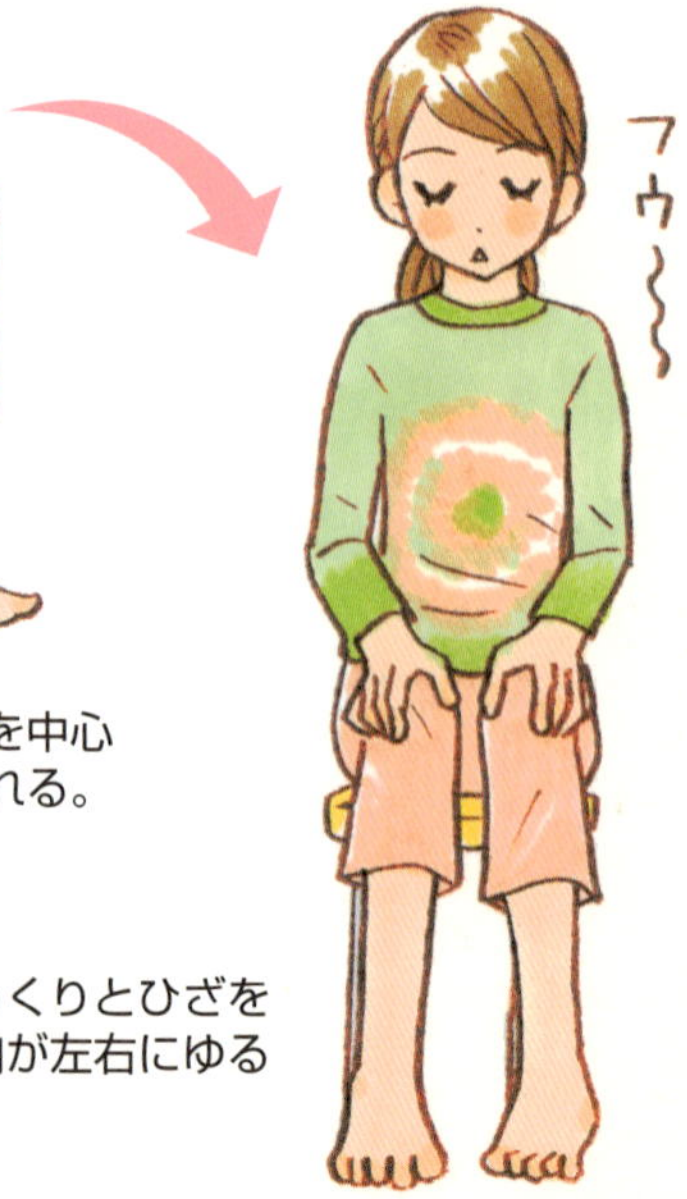

3 息を吐きながらゆっくりとひざを閉じる。お尻の筋肉が左右にゆるむのを感じて！

だから効く!

骨盤を「ゆるめる」の㊙メカニズム

要はココ!

仙腸関節
（せんちょうかんせつ）

骨盤には仙腸関節という関節があり、微妙に広がったりせばまったりしている。この仙腸関節がせばまるとき、骨盤が緊張し、精神的にも緊張する。逆に広がるときは、骨盤がゆるみ、精神的にもリラックスしやすくなる

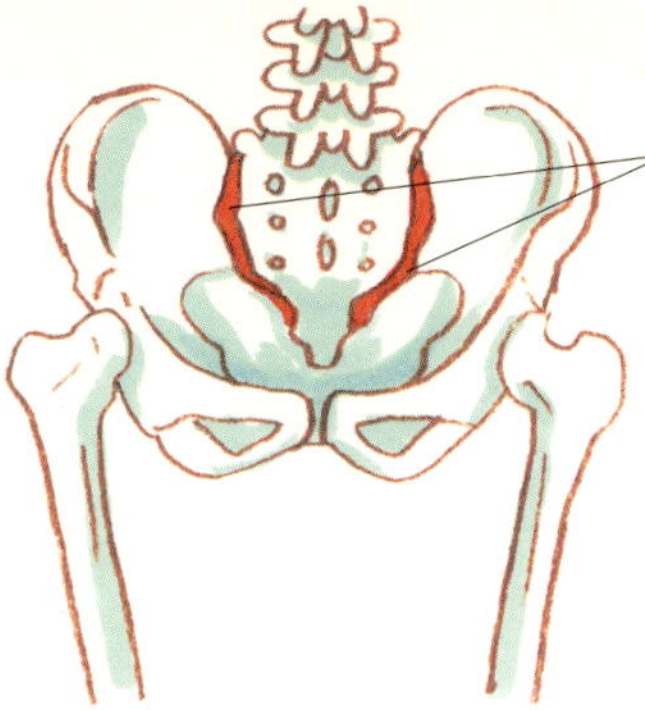
仙腸関節

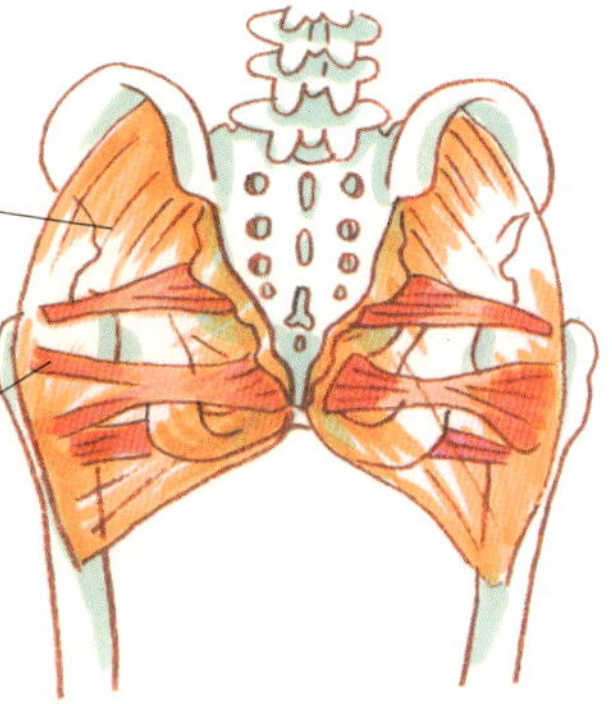
臀《でん》筋《きん》群《ぐん》
股《こ》関《かん》節《せつ》外《がい》旋《せん》筋《きん》群《ぐん》

今度は骨盤を背面から見てみよう。仙腸関節は、お尻の筋肉が緊張するとせばまる仕組みになっている。お尻は、何重もの筋肉が重なり合っていて、そのほとんどの筋肉が仙腸関節をせばめる働きをもつ。だから、お尻は意識的にできるだけゆるめたほうがよいのだ

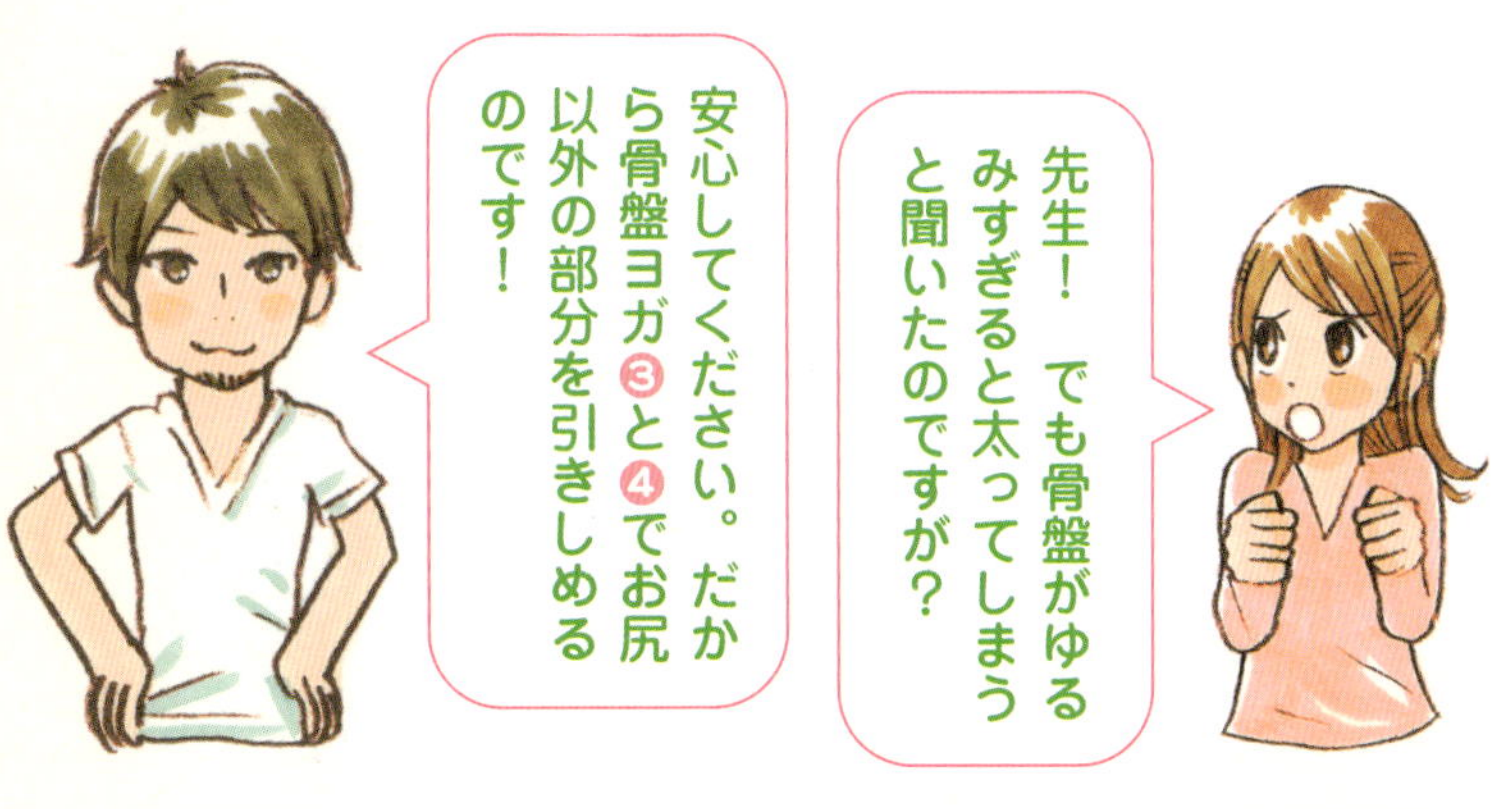
先生！　でも骨盤がゆるみすぎると太ってしまうと聞いたのですが？
安心してください。だから骨盤ヨガ❸と❹でお尻以外の部分を引きしめるのです！

骨盤ヨガ
3
キホン編

骨盤を「しめる」

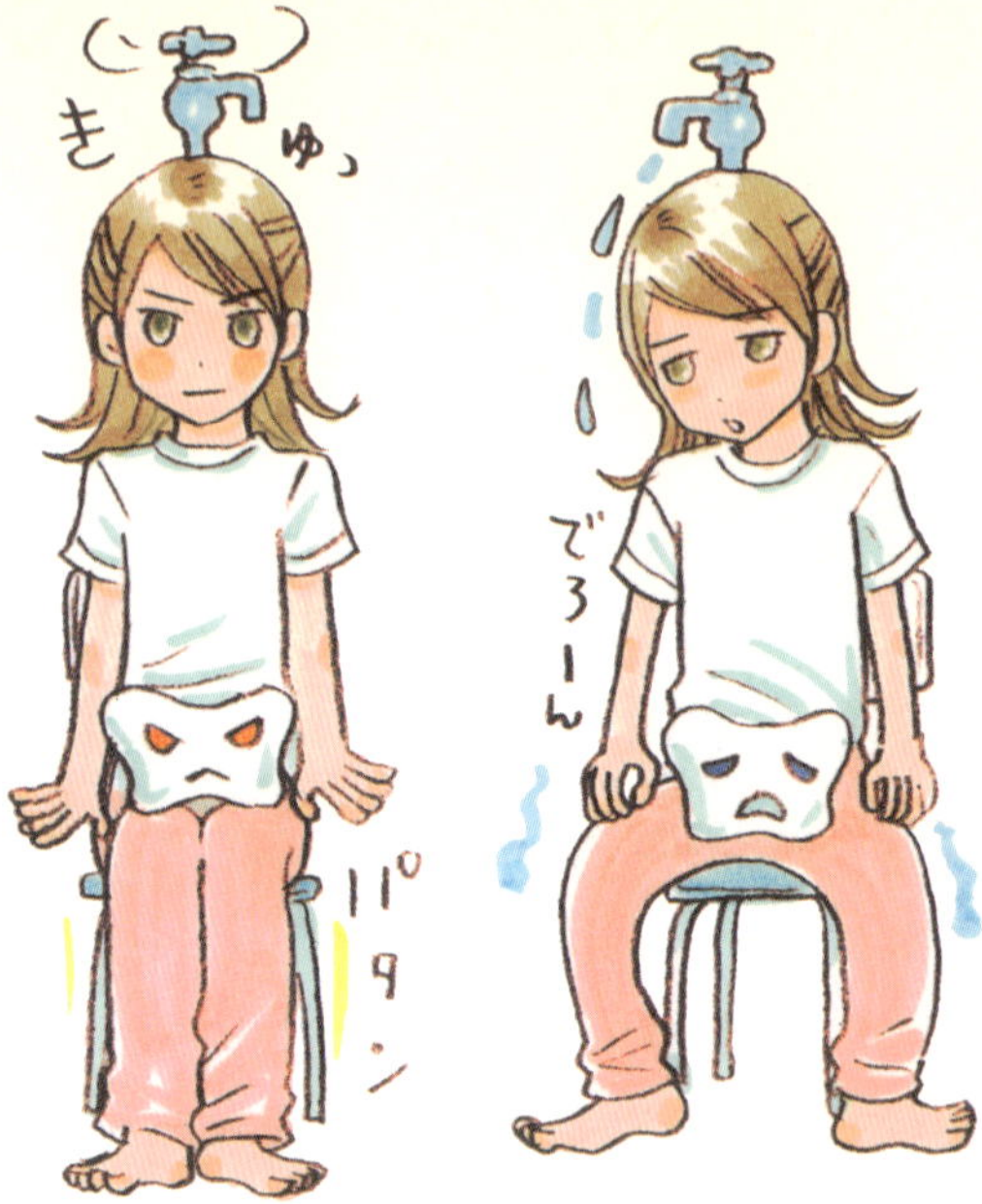

骨盤の底をかる～くしめてみよう

前述したように、骨盤はただしめればいいわけではなく、然るべきところを引きしめることが大切です。ではその〝然るべきところ〟とはどこか。それは骨盤の底と前。前項でゆるめた後ろ（お尻）はしめる必要はありません。骨盤ヨガ③では、骨盤底を軽くしめてみましょう。

ヨガでは、先生によって肛門をしめてとかいいますが、しめるのは肛門ではありません。なぜってお尻に力が入ってしまうから。正しくは、会陰部を本当に本当に軽くしめること。これで骨盤がとっても安定するのです。

理想的な骨盤底のしめ具合とは？

よく女性では膣をしめるくらいとかいいますが、これはやりすぎ。しめているという感じがするようならしめすぎで、骨盤底をほどよくしめるのは、実はとても微妙なコントロールが必要で、難しいのです。

でも大丈夫。ここではももを閉じる力で代用します。太ももを閉じる力が、骨盤底をほどよくしめる力と連動していて、ももを閉じる力がつくと、骨盤底も自動的に軽く引きしまり、骨盤に安定感が生まれます。足やせにも効果的なので、ぜひ試してみてください。

骨盤ヨガ③をやると、

下半身が引きしまり、美脚効果アリ！　気持ちが引きしまり、知的なオーラが！

How to しめる

太ももを閉じる力で、骨盤底をほどよくしめよう。座り姿勢なら、両ひざをそろえ、本当に軽い力でひざとひざを寄せる。立ち姿勢なら、太ももを軽く内側に寄せ、足の内側を床に押しつける感じがしたらOK。

●骨盤がゆるみすぎの状態

骨盤底が開いてしまい、重心が外側にのっかってしまうため、足腰が疲れやすい。O脚やひざの曲がらないペタペタ歩きはこの典型的な例。ももを閉じる力が極めて低下していて、ほうっておくと若いのに尿漏れなどの危険も

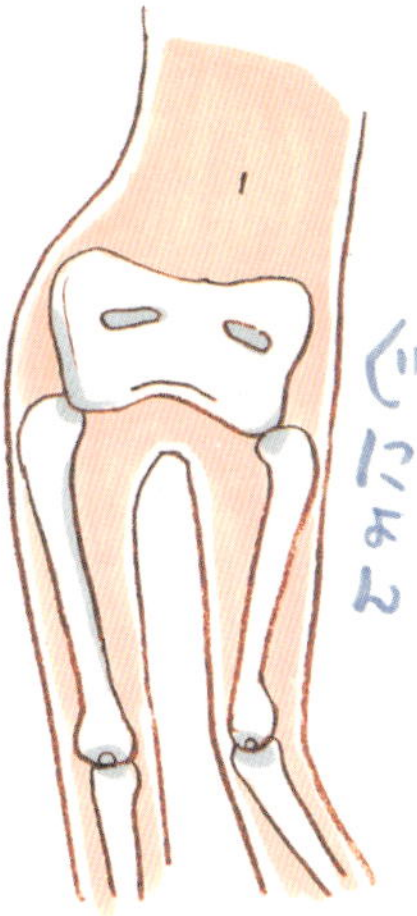

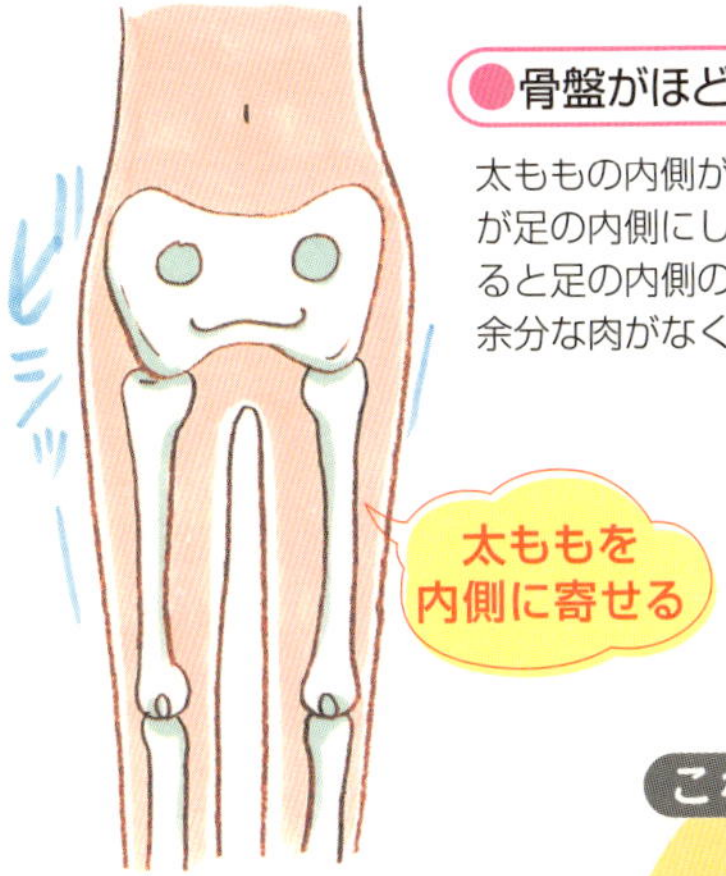

●骨盤がほどよくしまっている状態

太ももの内側がほどよく寄って、重心が足の内側にしっかりとのっかる。すると足の内側の筋肉も引きしまるので、余分な肉がなくなっていく

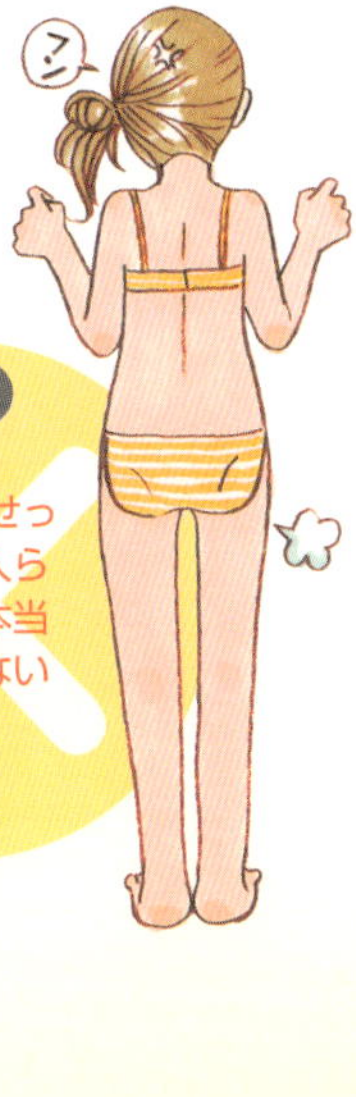

これはNG

このとき、骨盤ヨガ②でせっかくゆるめたお尻に力が入らないように注意しよう。本当に軽く、余計な力を使わないことが骨盤ヨガの鉄則！

骨盤ヨガ
3
ステップアップ編

しめる感覚をつかむサブメニュー

クッションを使ってしまる感覚を覚えよう

骨盤の底が引きしまる感覚、すなわち太ももの閉じ方がいまいちわからないという人は、クッションなど、ももにはさむものを用意してみましょう。これで感覚をつかんでください。

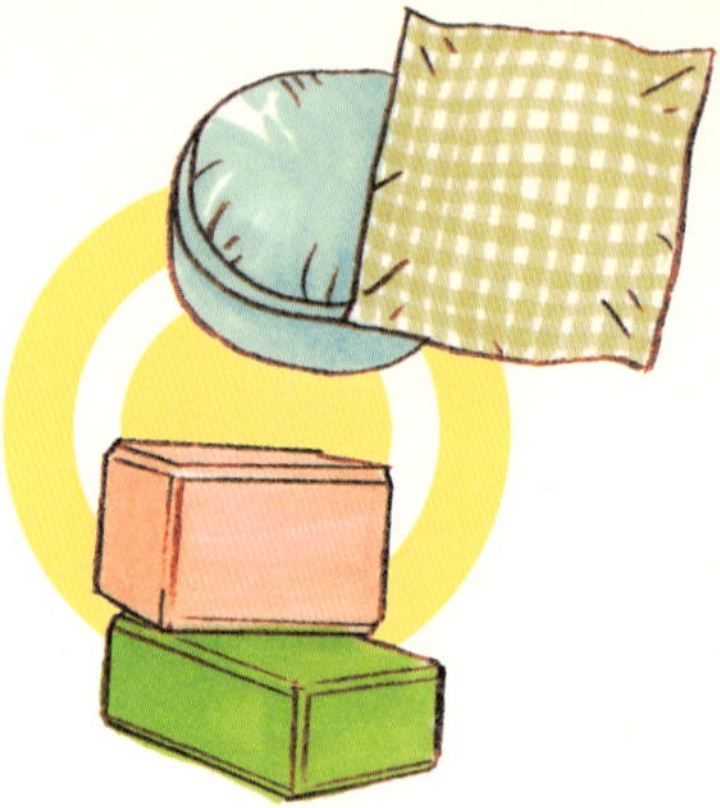

1 厚み10cmくらいで、やや硬めのクッションを用意する。ヨガブロックがあれば理想的

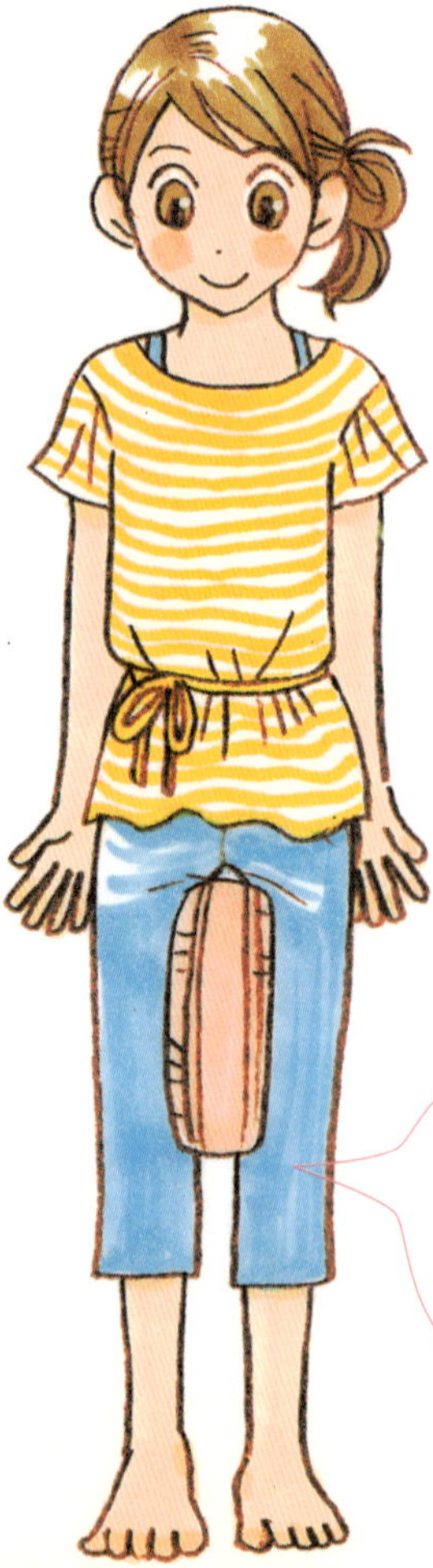

2 足を骨盤の幅に開いて立ち、太ももの間にクッションをはさむ

3 お尻に力が入らないように注意して、太ももでクッションを軽く押しつぶすように閉じる

このとき、足の内側のラインから足の裏に重心が落ちて、ぎゅうっと床を踏む感覚を実感して！

だから効く！

骨盤を「しめる」の㊙メカニズム

要はココ！

股関節内転筋群
（こかんせつないてんきんぐん）

股関節内転筋群とは、骨盤の底から太ももなどにかけてついている、足を閉じるための筋肉。開脚すると、ピンと張って痛いところ、というとわかりやすいかもしれない。この筋肉がほどよく引きしまると、足がだらんと左右に広がることがない。骨盤底の筋肉もほどよく引きしまるので、骨盤がしっかりと支えられる。美脚を手に入れるのは、この筋肉を引きしめることがカギ！

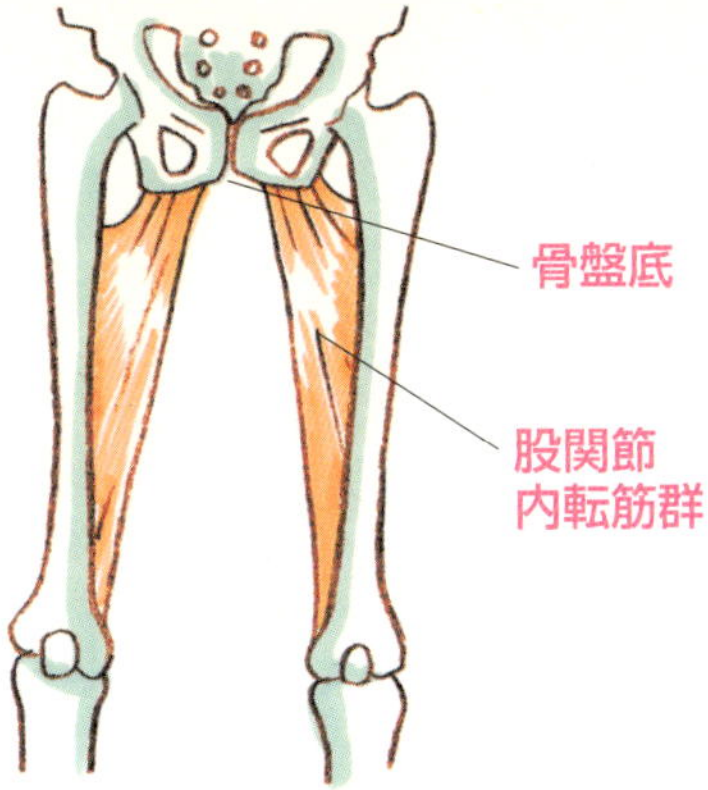
骨盤底
股関節
内転筋群

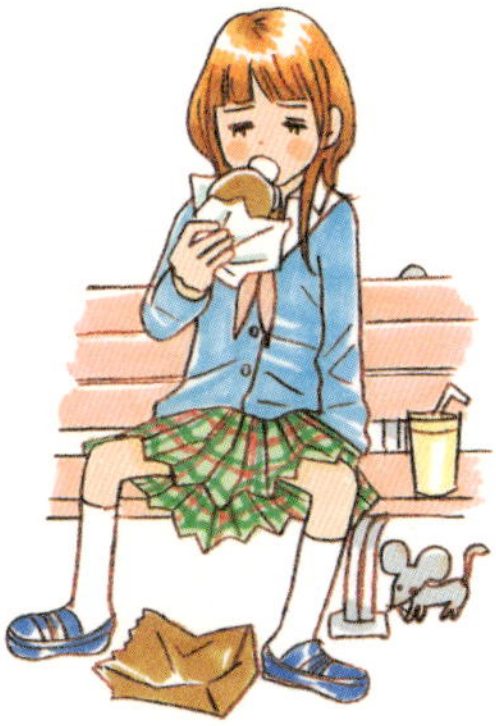

気がつくとひざが広がっているのは、この筋肉が弱っている証拠。骨盤底がゆるみ、足の外側に体重がのってO脚になりやすく、余分な肉もつきやすい

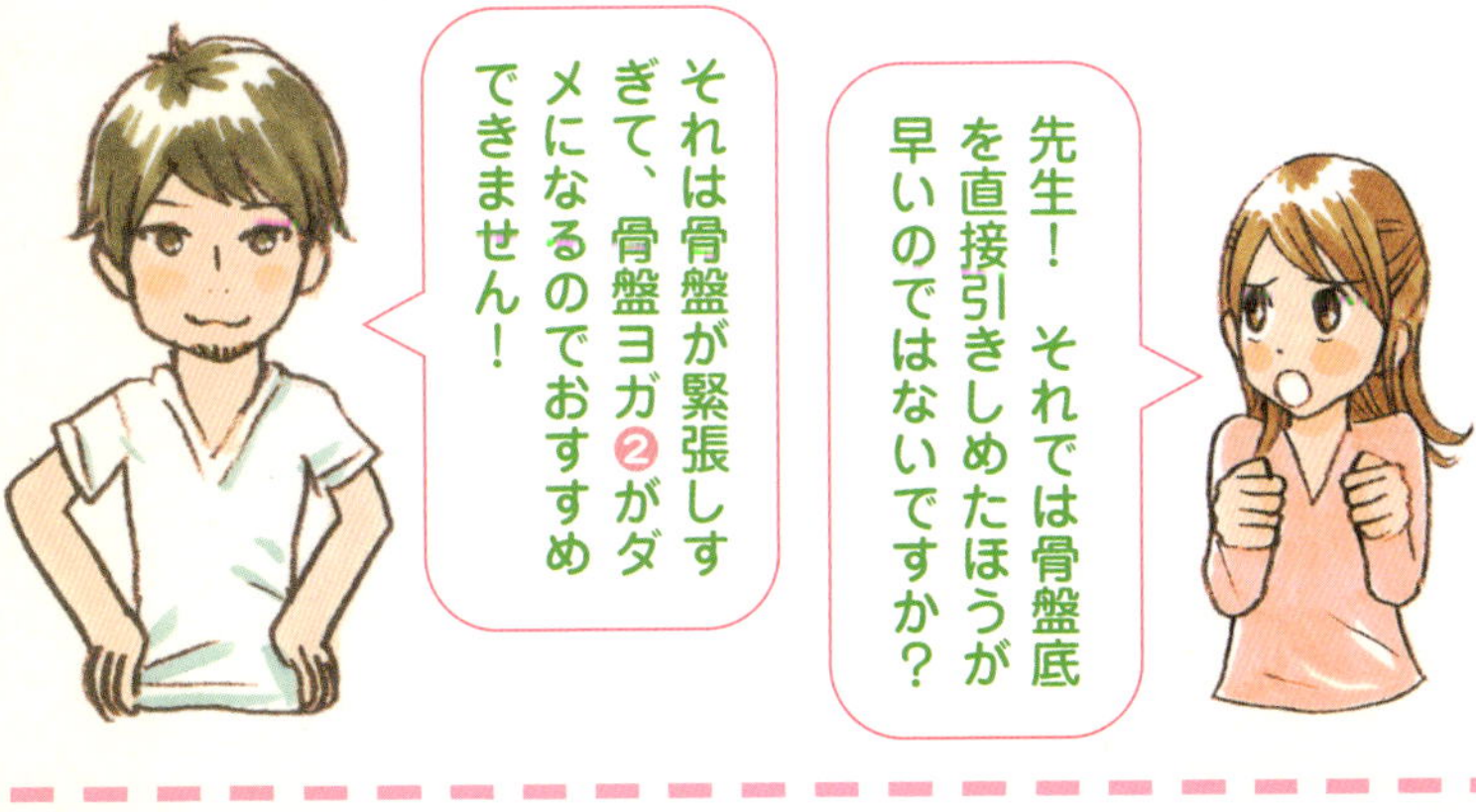
先生！ それでは骨盤底を直接引きしめたほうが早いのではないですか？
それは骨盤が緊張しすぎて、骨盤ヨガ❷がダメになるのでおすすめできません！

骨盤ヨガ
4
キホン編

骨盤を「伸ばす」

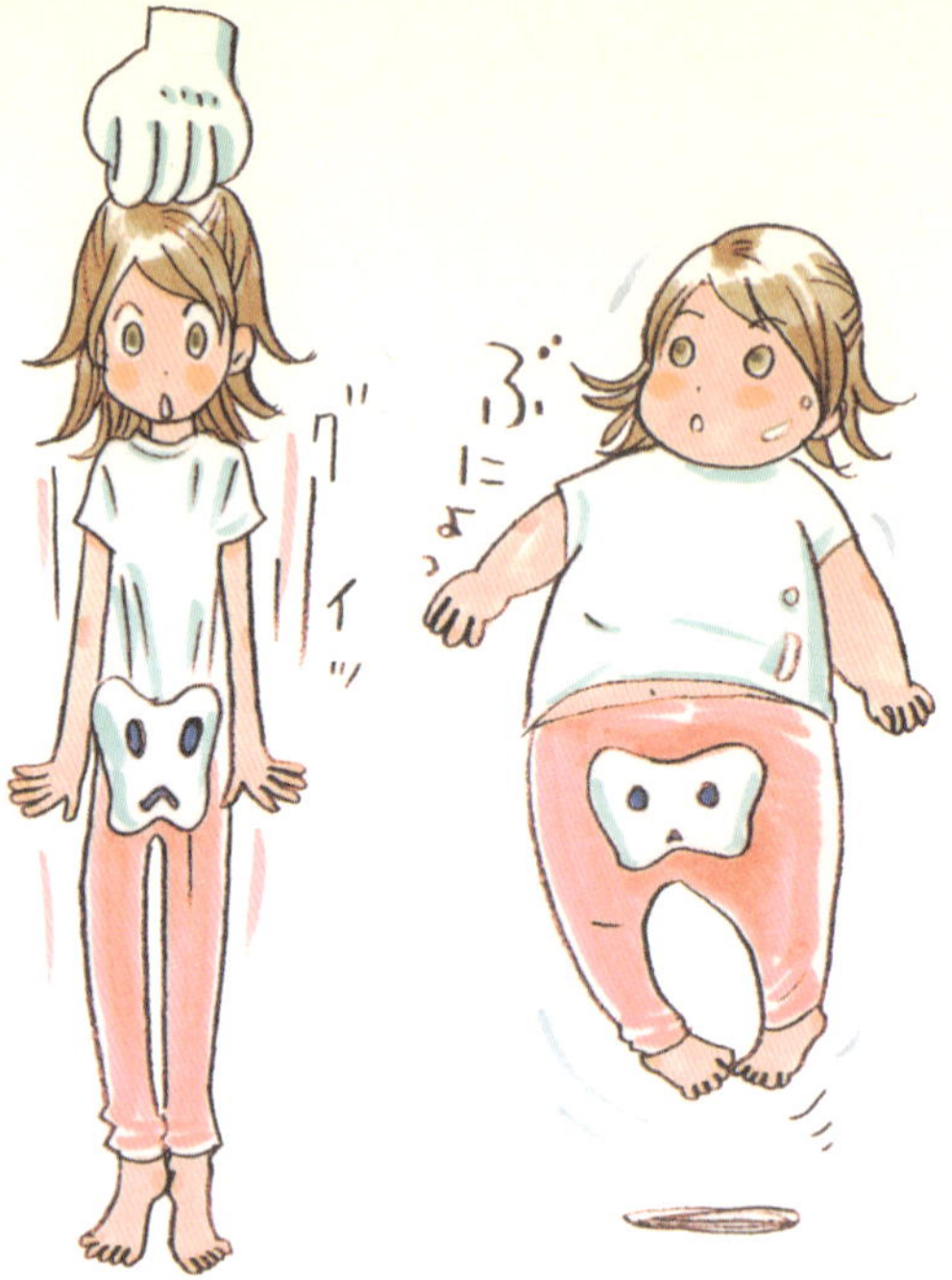

骨盤を縦に伸ばしてみよう!

さて、骨盤ヨガもいよいよ最終ステップです。最後は骨盤を伸ばしましょう。「えっ、骨盤って伸びるの?」いえ、ごめんなさい。骨盤は伸びません。でも、上と下に伸びることを実感することはできるのです。

骨盤ヨガ④では、骨盤の前、下腹をへこませて上半身を上下に伸ばすことを身につけます。これが上手にできると、瞬間的にシルエットが変わります。つらい運動を何か月も続ける必要はなく、ポイントを押さえて下腹をへこませるだけで、姿勢が正され、美しくなります。

理想的な下腹のへこませ方とは?

おなかに手を当ててみてください。へそのあたりを押すとへこみますが、そこはNG。みぞおちからへそにかけては横隔膜と胃袋があるので、ここに力を入れてはダメ。窮屈な姿勢で、心も緊張状態になってしまいます。

へこませるのはへそより下の下腹。手を当てて軽く奥に押してみましょう。上手にへこませると、上腹がリラックスして骨盤が安定し、背すじが伸びます。逆にこの部分が上手に使えないと、ムダに太く見えてしまう危険が。さぁ「伸びる」を実感してシルエット改革へ!

How to 伸ばす

骨盤伸ばしの基本も超かんたん。下腹を本当に軽く奥にへこませるだけ。実はこれが最も大切。でもほかの3つの調整が終わって初めていきるので、骨盤ヨガ❶～❸をやってからトライしてください。

骨盤ヨガ④をやると、体のシルエットが細くなる！　集中力が生まれ、目がイキイキとする！

例えばこんなイメージ

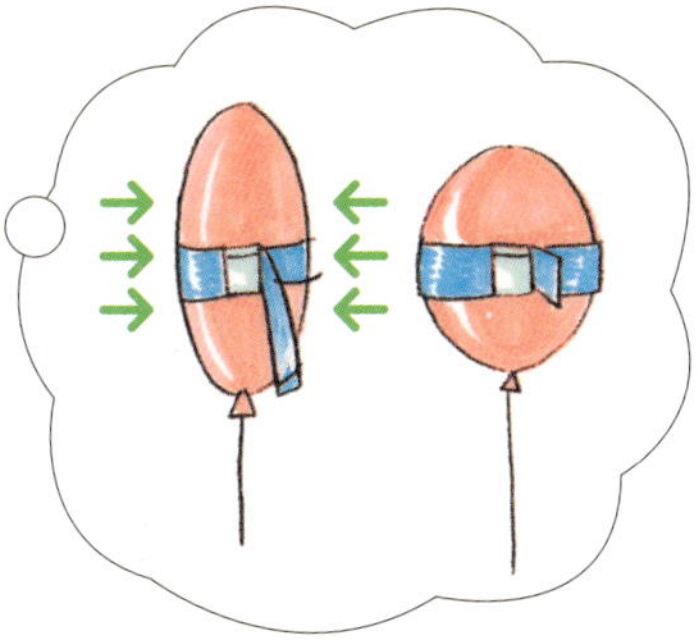

風船をイメージしてみて。横から押すと縦に伸びる。逆に、縦に縮めると横に膨らむ。この原理。同じ脂肪のつき具合でも、横に膨らんで見えるか、縦に伸びて見えるか骨盤次第で違うのだ

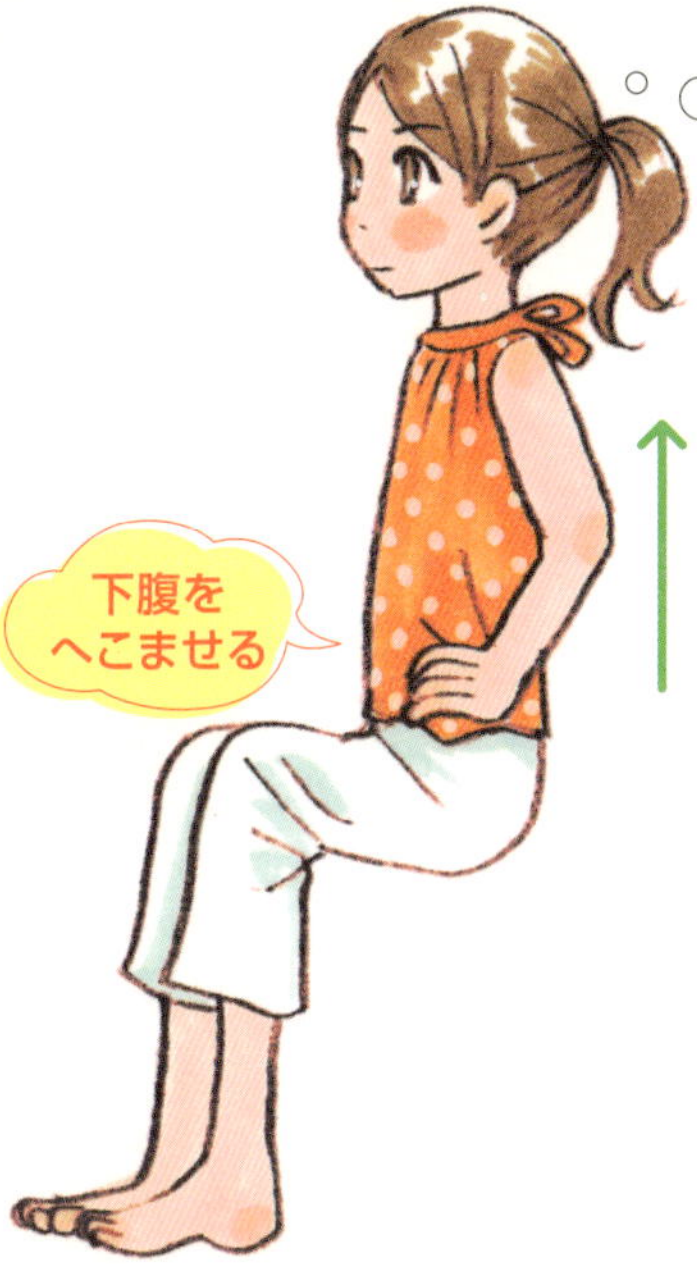

●伸びを実感している状態

へそをゆるめて、へそから指5本分くらい下の腹に手を当て、そこを穏やかにへこませてみる。骨盤が安定し、体が上下に伸びる感じがしたらOK

※伸びが感じられたら、みぞおちあたりを吐く息で「はぁ～」とゆるめるとさらに◎

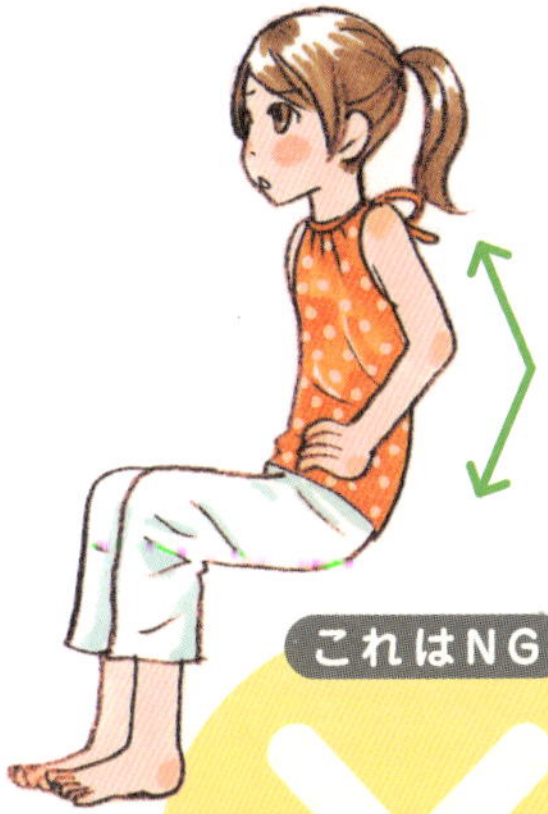

これはNG

へこませたとき、体が「くの字」に折れ曲がったらNG。それは下腹ではなく、へそを押している証拠。ここをへこますと、体が縦に縮む感じがするはず。もう一度手の位置を確認して

骨盤ヨガ
4
ステップアップ編

伸びる感覚をつかむサブメニュー

毛布に寝転がって実感する骨盤の伸び

伸びが実感できず下腹がゆるんだままだと、骨盤もゆるんで安定感が得られません。内臓が垂れ下がり、下腹がぽっこり出てしまうこともあります。手を当てるだけでは実感できない人は、毛布を使ってみましょう。

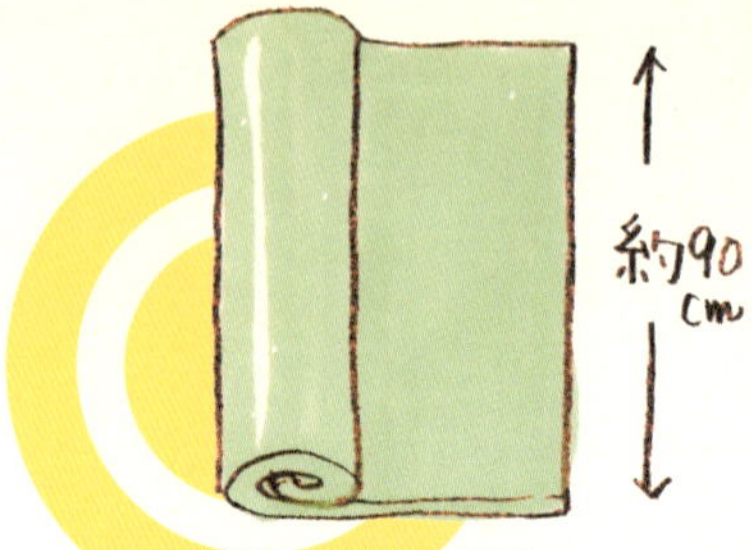

1 薄手の毛布を用意し、2回くらい折って約90cmの長さをつくる。それを丸めて10cmくらいの高さにする

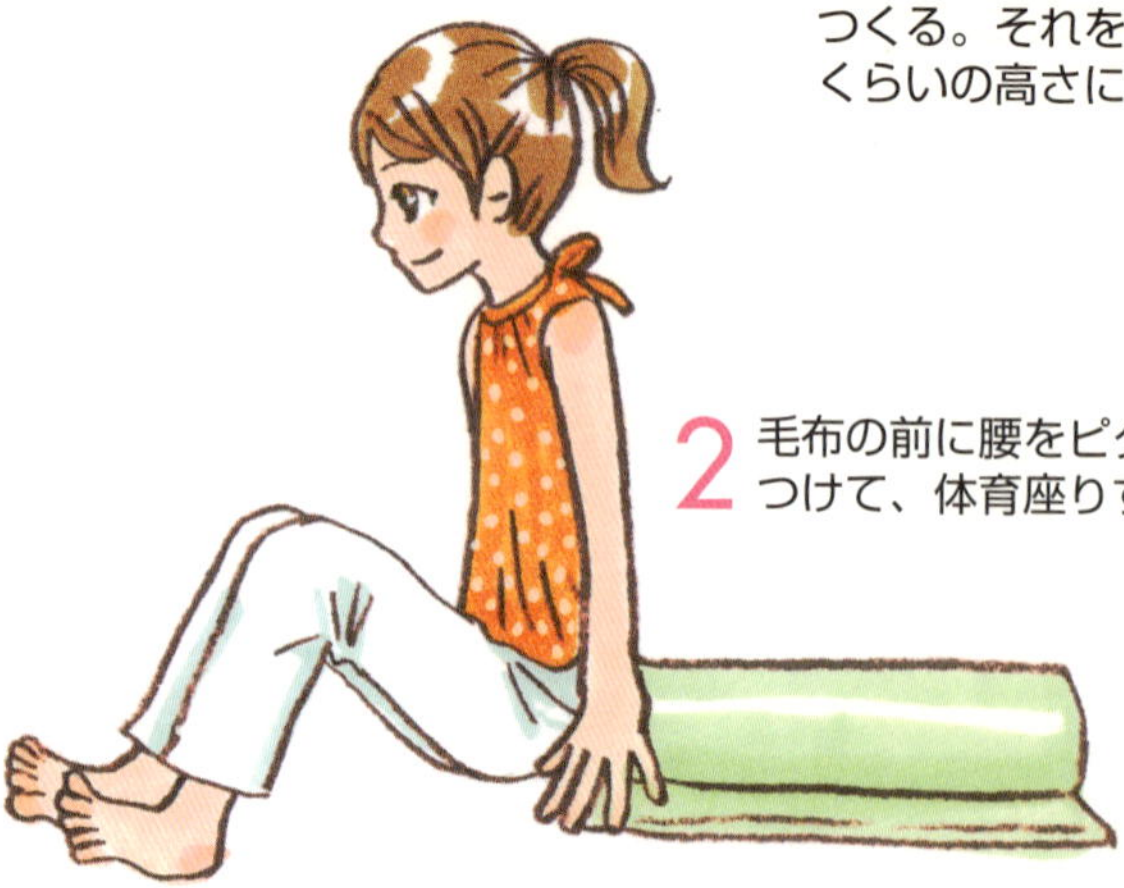

2 毛布の前に腰をピタリとくっつけて、体育座りする

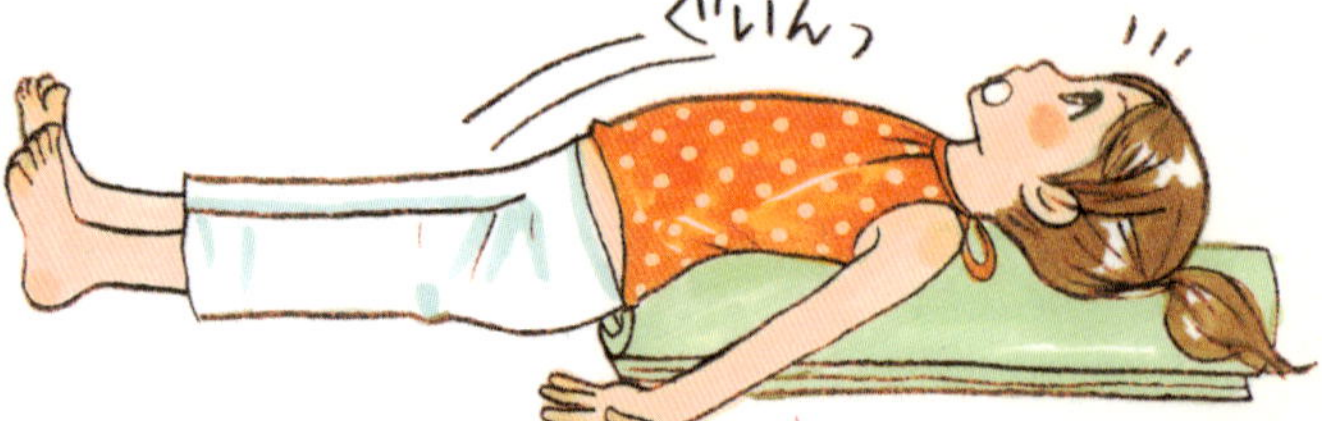

3 お尻は床につけたまま、その上に寝転ぶ

このとき、背骨が気持ちよく伸び、下腹が薄くなっていることを確認。背骨が伸びて下腹がくぼんでいればOK。さらに、下腹をとても小さな力でくぼませると、背骨と特に腰が伸びてくる

だから効く!

骨盤を「伸ばす」の㊙メカニズム

要はココ!

腹横筋（ふくおうきん）

腹横筋とは、おなかを縦に走る腹直筋の横についていて、おなかをへこませるときに使う筋肉。腰痛ベルトと同じ原理で腰を保護する役割を果たす。おなかをへこませていたのはこの筋肉。腹横筋がほどよく引きしまると、おなかの圧力が高まり、自然と背すじが伸びる。背面（お尻）ではなく前面（おなか）を引きしめるのがポイント

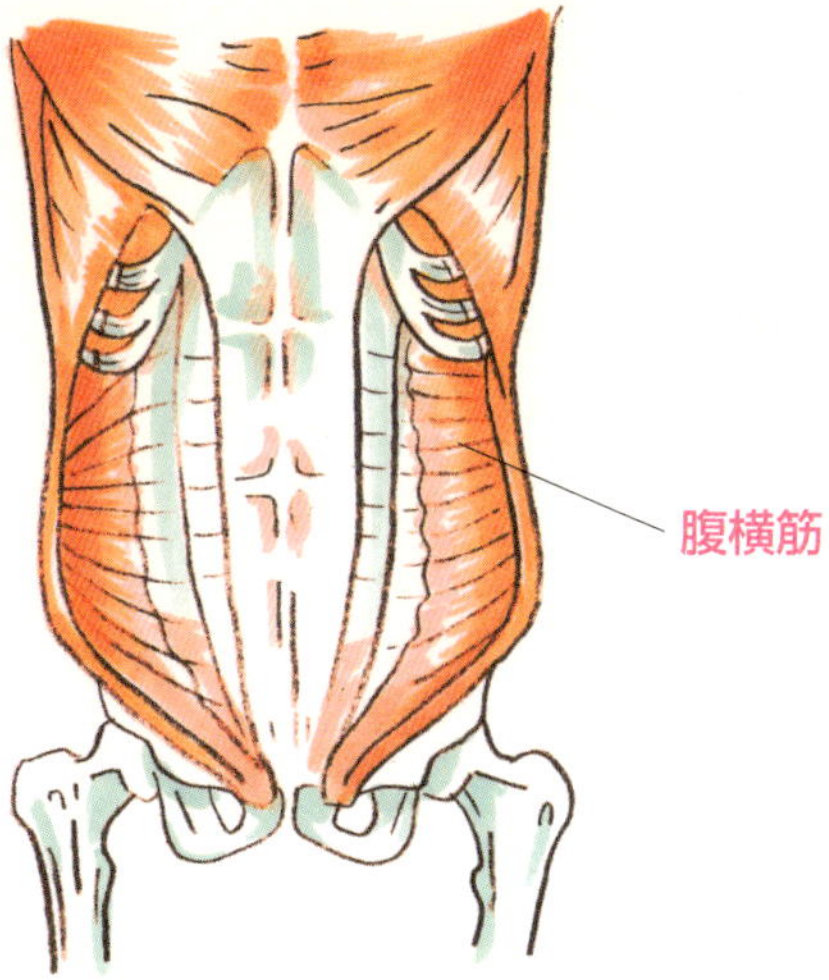

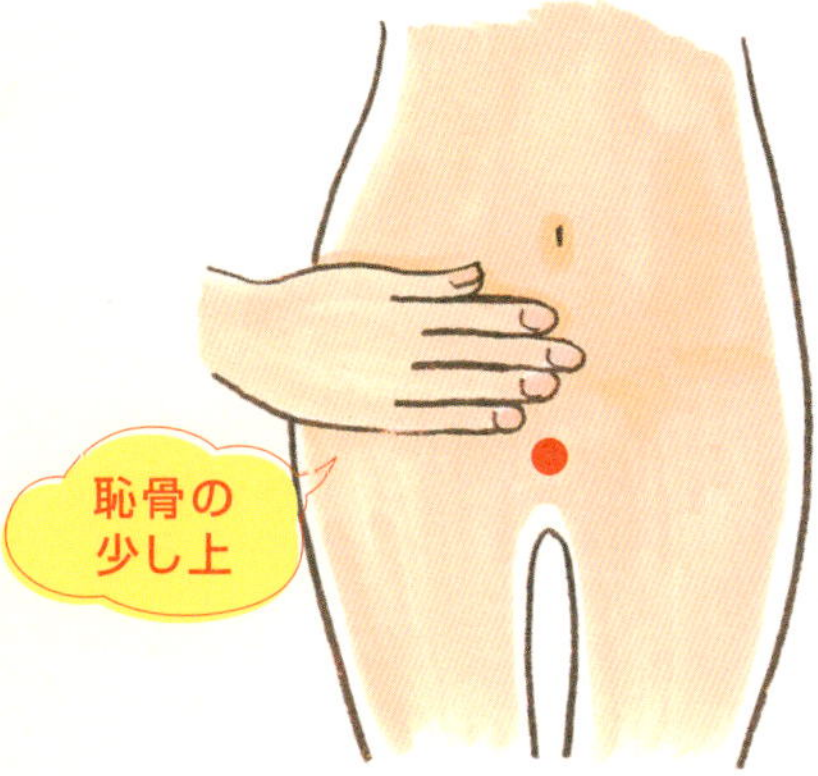

へこませる正確なポイントは、恥骨の少し上あたり。へそから指5本分下と考えてよい。みぞおちでもへそでもない、恥骨の少し上が最も効果的に腰を伸ばせる

30秒 あればOK!

出先でかんたん！骨盤ヨガ

大きな動きのポーズをしなくても、効果大なのが骨盤ヨガ。基本は骨盤ヨガの❶～❹を順に実践するだけですが、シーンごとのプチアドバイスをご用意。習慣化して大きな効果を実感しよう！

on a train

電車の中で
座り姿勢編

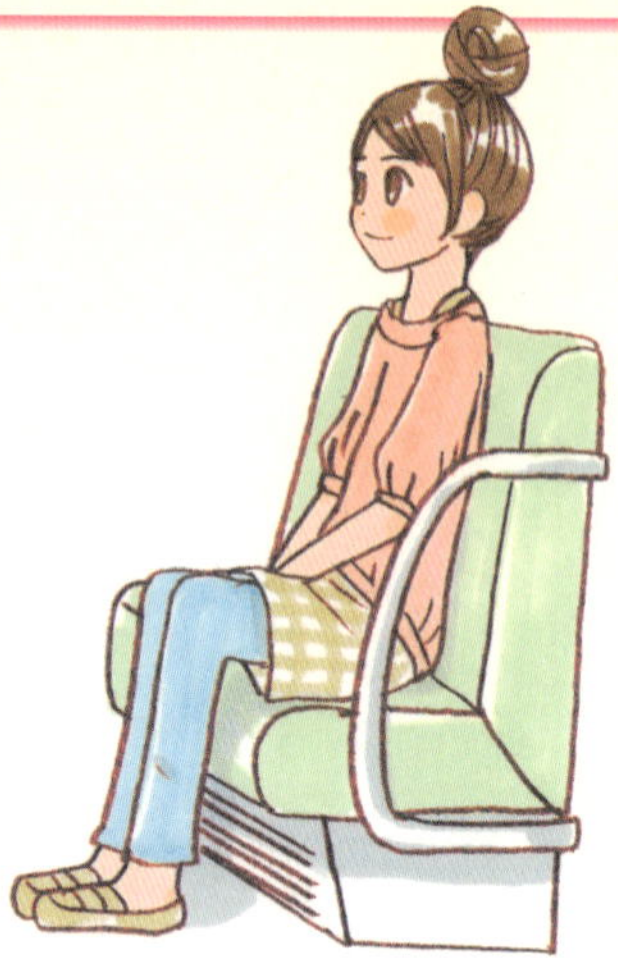

電車で座って、背もたれに頼らないのはちょっと不自然。自然な座り方で正しく実践するには、できるだけ深く座る(ひざがシートにのらない程度)のがポイント。背中は背もたれについても、骨盤を後ろに倒さないこと。この姿勢で骨盤ヨガ❶～❹を実践すればOK。

ここがうれしい！

★出勤前の眠気解消
★帰宅時の疲れがとれる

on a train

電車の中で
立ち姿勢編

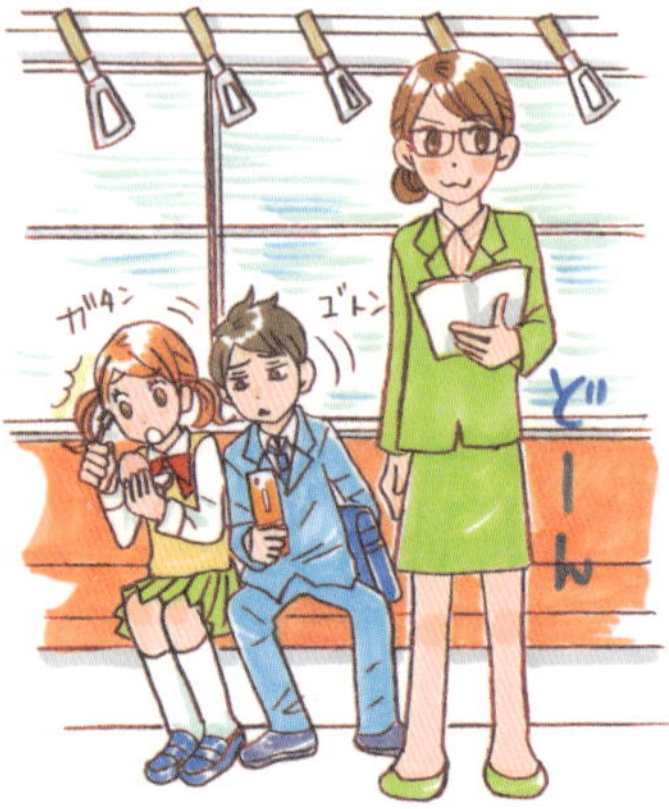

車内で座れれば、本を読んだり居眠りしたり過ごし方はいろいろ。でも立っているときってひま。これぞチャンス到来。つり革に頼らず両足を骨盤幅に開いて立ち、太ももにかすかに力を入れ、ひざをほんの数ミリ上に引き上げる。これで骨盤ヨガ❶～❹を実践すると安定するから不思議。

ここがうれしい！

★立っているのに元気回復
★つり革に頼らなくても安定する

電車でオフィスで

骨盤ヨガを実践して、人知れずキレイになっちゃおう!!

in the office

オフィスで

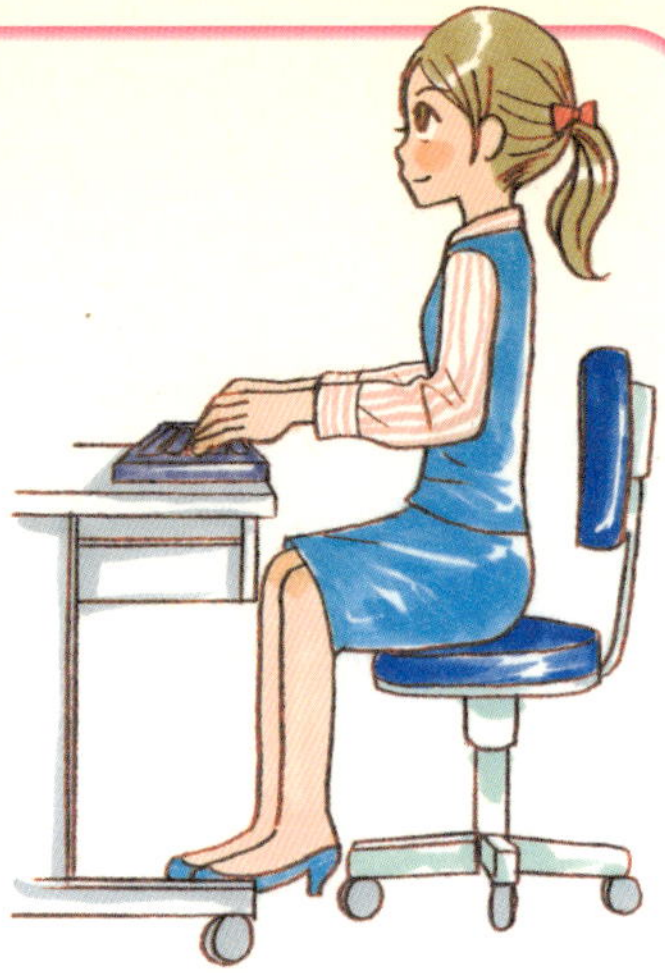

長時間のデスクワークは、首と肩が前に移動して猫背がひどくなり、骨盤が後ろへ倒れがち。だからオフィスでは起こす調整が必要。骨盤ヨガ❶〜❹を行ったら、胸をすこし上につり上げる。首と肩、目の力を抜いて仕事しよう。決してパソコンをにらみつけないでね。

ここがうれしい！

★全身の血流がよくなり目の疲れもやわらぐ
★姿勢がいいとシャキッとして仕事がはかどる！

while walking

歩き途中に

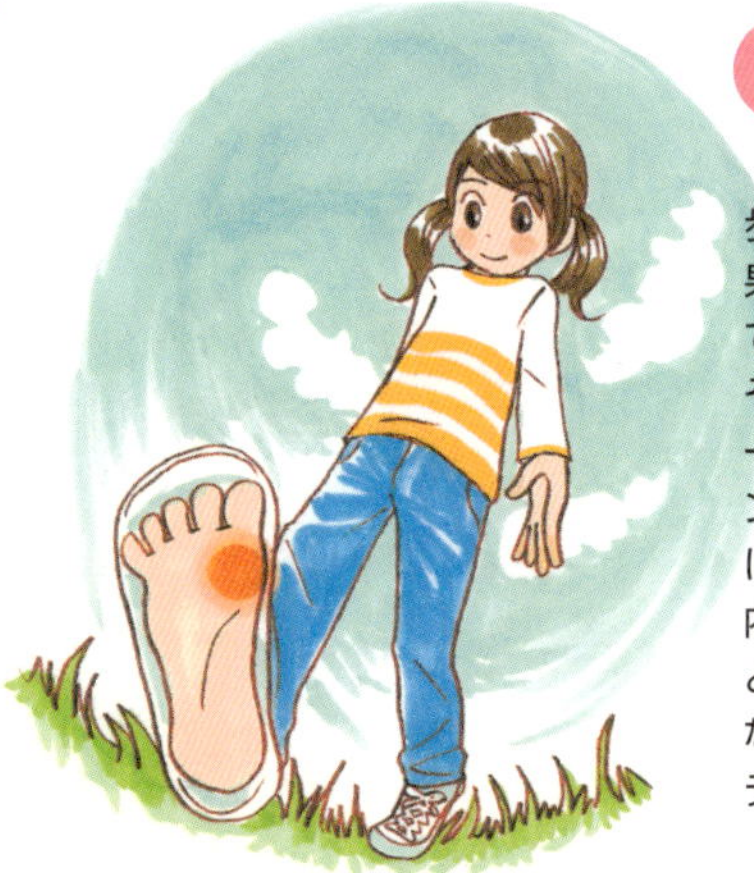

歩きながらも骨盤ヨガの効果を発揮しちゃおう。立って骨盤ヨガ❶〜❹を行ったら、その安定感や腰の伸びをキープしたまま歩こう。ポイントは、足の親指のつけ根に体重をのせること。足の内側のラインが伸びて自然と歩き方が美しくなる。おなかもへこんで見えるから、デート前の瞬間やせ効果も！

ここがうれしい！

★歩き方がキレイだと美人度2倍に
★おなかがへこむので、デート前の瞬間やせ効果あり！

骨盤をゆるめると太ってしまわない!?

3章では骨盤ヨガの基本を見てきましたが、とりわけ骨盤ヨガ❷の「骨盤をゆるめる」を読んで、あれ？ と思った方も少なくないでしょう。

多くのダイエット本では、骨盤のゆるみが肥満につながると述べていて、骨盤をしめることをすすめています。なのに本書の骨盤ヨガでは、骨盤をゆるめてしまっていいの？ 太ってしまわないの？ そんな疑問をもたれたかもしれません。

確かに骨盤をゆるめると太りやすくなります。だからといって、がむしゃらにしめてしまうと、心も体もガチガチになり、緊張状態から抜け出せなくなってしまいます。何ごともバランスが大事。

では、バランスよく骨盤をしめる秘訣は何でしょうか？

それは、骨盤ヨガ❸❹にあるように、骨盤の底と前、会陰部と下腹をしめること。逆に骨盤の後ろ、つまりお尻ばかりを緊張させてしまうと、骨盤のバランスが崩れてしまうのです。

お尻の緊張は、頭の緊張と関わりが深く、精神的にも緊張してしまいやすくなります。だから、お尻はゆるめながら、骨盤の底と下腹をしめるわけです。

でもしめすぎには注意。本当に軽い力で骨盤は十分に引きしまります。底と前を軽くしめれば、自動的に骨盤の後ろも適度にしまってきます。だから、むしろお尻はゆるめるくらいがほどよいのです。

このように、骨盤ヨガでは、骨盤のしめ方やしめ具合を考えてプログラムしているので、ダイエットにも効果的なのです。安心して実践してください。

第4章

色で効かせる骨盤ヨガの裏奥義

情熱をかきたてる赤、落ち着きを与える青。色は私たちの心だけでなく、体にもさまざまな変化を引き起こすパワーをもっています。色のパワーで骨盤ヨガを深める裏奥義《うらおうぎ》を見ていきましょう！

日常生活で実感する色のパワー

この章では、色のパワーを使って骨盤ヨガを深める方法を紹介したいと思います。「色を見るだけで骨盤調整ができるなんて本当かな……」と思う人もいるでしょうが、おもいっきり本当の話なのです。

　難しい理屈は抜きにして、色の違いによって私たちの心と体が大きな影響を受けることは、実はみなさんがふだんの生活で体験している、とても身近なことなのです。

　例えば、部屋の色を赤くすると暖かい感じがしたり、青くするとひんやりした感じがしたり。緑や茶色を見ると落ち着き、暗い色を見ると気持ちまで暗くなったりしませんか。

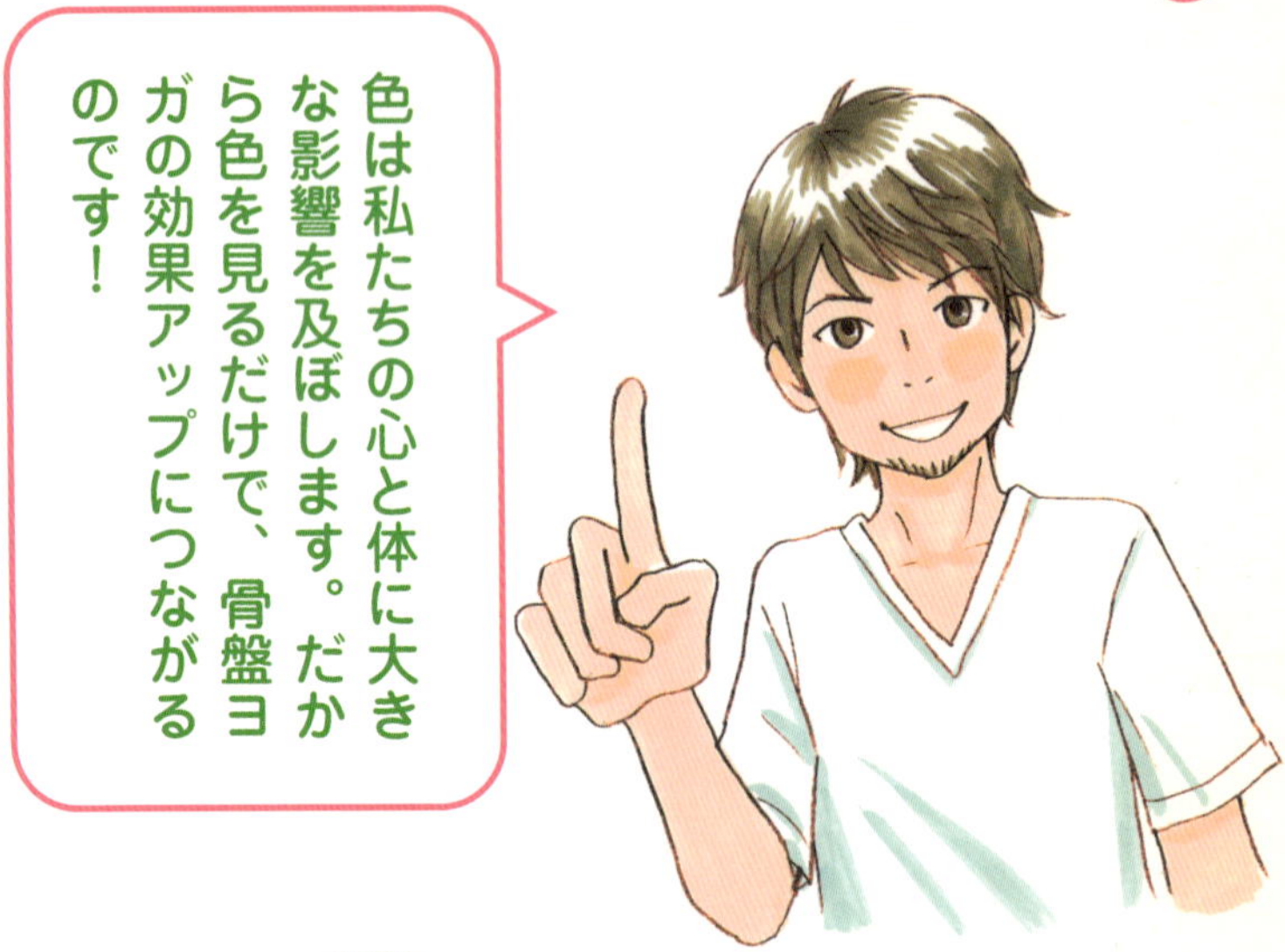
色は私たちの心と体に大きな影響を及ぼします。だから色を見るだけで、骨盤ヨガの効果アップにつながるのです！

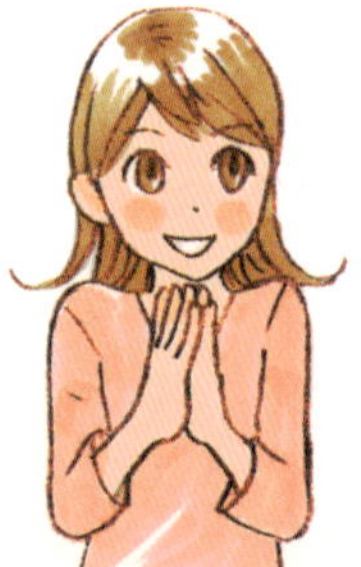
色のパワーで
骨盤ヨガが深まるなんて、
ちょっとおもしろそう！

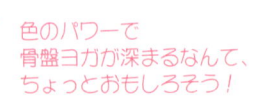

色のパワーで骨盤の状態を変える

ふだんの生活のなかで体験する、色による影響は、実は単なる「印象」の問題ではありません。

赤を見ると実際に血行がよくなって体温が上がったり、緑は本能的に呼吸を深め、体のリラックス反応を引き起こしたりします。

この、色がもつパワーで心と体の状態を変えてしまう。それが4章のねらいです。

やり方はかんたん。これから紹介する色の項目を順番に読んで、色をイメージしながら、骨盤ヨガの4つのステップに取り組むだけです。

色を見るだけでも効果は期待できるので、強化したい色の服を着たり、目の前に貼るだけでもOK。

楽しみながら心と体の調整を行ってください。

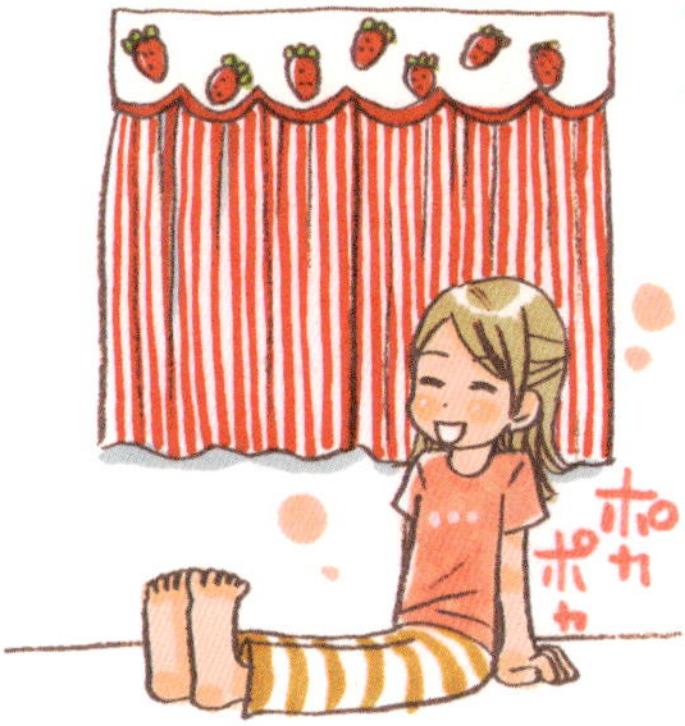
ポカ
ポカ
カーテンなどを赤くすると、ほんわか暖かい印象に。冬でもポカポカ気分になりやすい

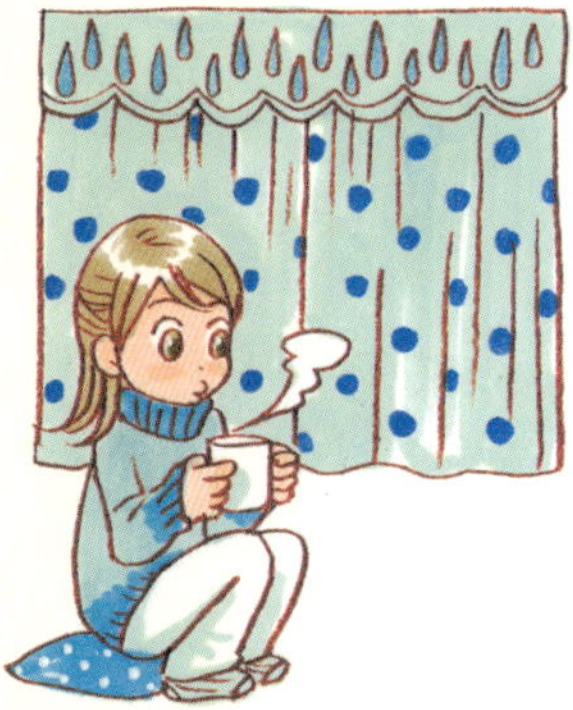
青い部屋はひんやりとクールな印象を与える。心が冷静になるので、勉強や仕事部屋によい

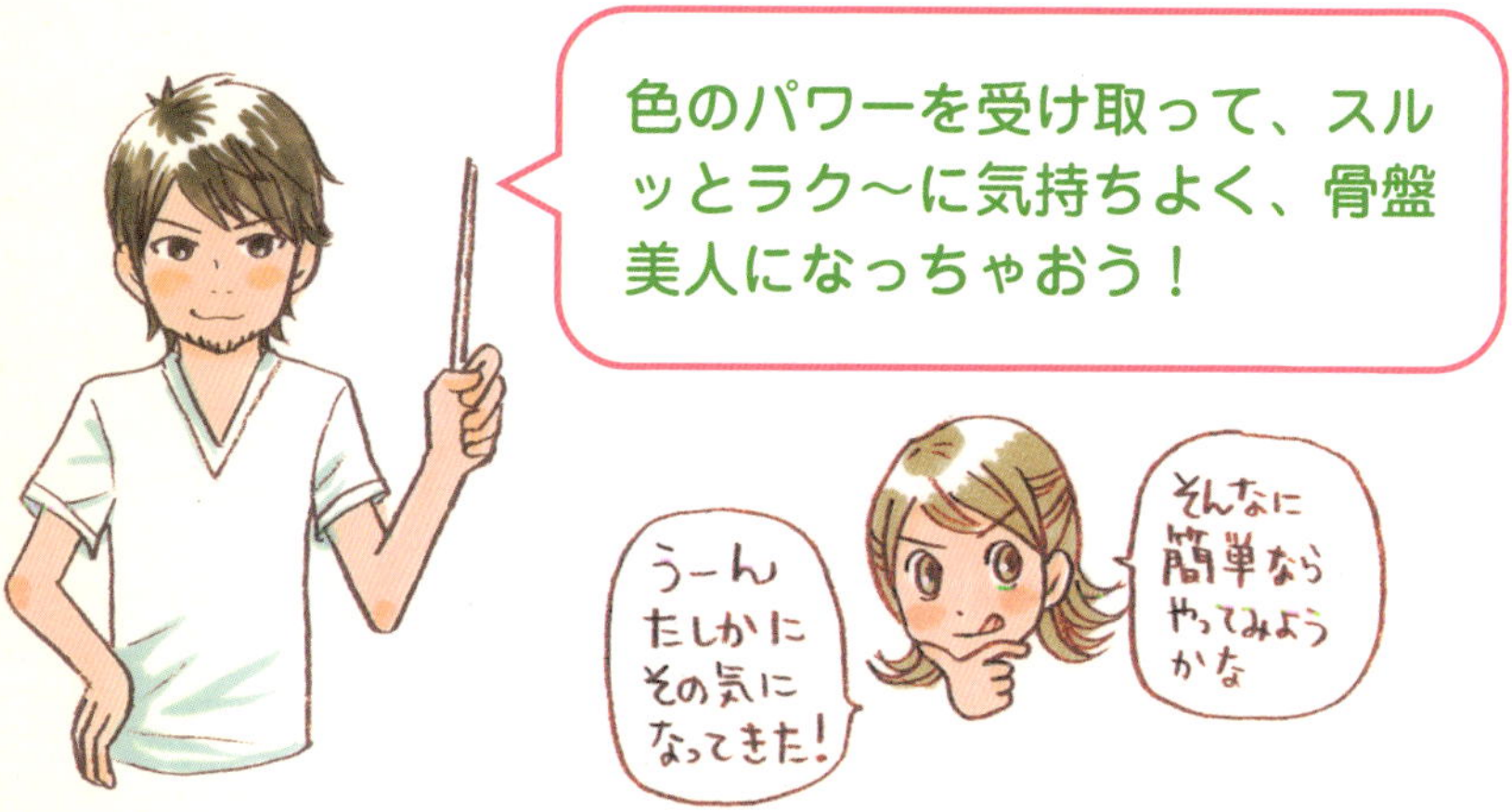
色のパワーを受け取って、スルッとラク〜に気持ちよく、骨盤美人になっちゃおう！
そんなに簡単ならやってみようかな
うーん たしかに その気に なってきた！

骨盤の起こすを助けるイエロー×ホワイト

yellow

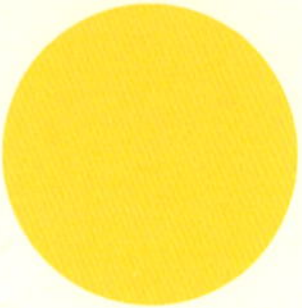

光を象徴するイエローは、行動意欲を高める色。骨盤ヨガ❶の「起こす」を助ける第1のカラー

アクティブなエネルギーを与えてくれる「イエロー」

今にも動き出したい、行動したいという気持ちが自然に骨盤を起こします。光を象徴するイエローは、その心理状態を育みやすい色です。正確には、限りなくゴールドに近い色かもしれません。

目を閉じて光をイメージするとよいでしょう。カーテンを開けて部屋に光を入れるだけでも、骨盤の「起こす」を助けてくれるはずです。

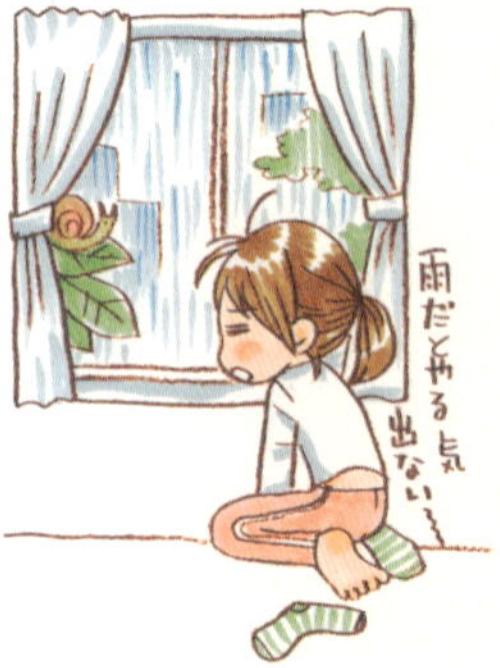
雨だとやる気出ない～

日常生活を振り返ってみると、骨盤が自然に起きる瞬間があるはず。例えば、ボーッとテレビを見ていて急に好きなタレントが出演したとき、バーゲンのチラシを見てすぐに行きたいと思ったときなど。天気がよいと外にも出たくなるもの。そうしたアクティブな気持ちをイエローは引き起こしてくれる

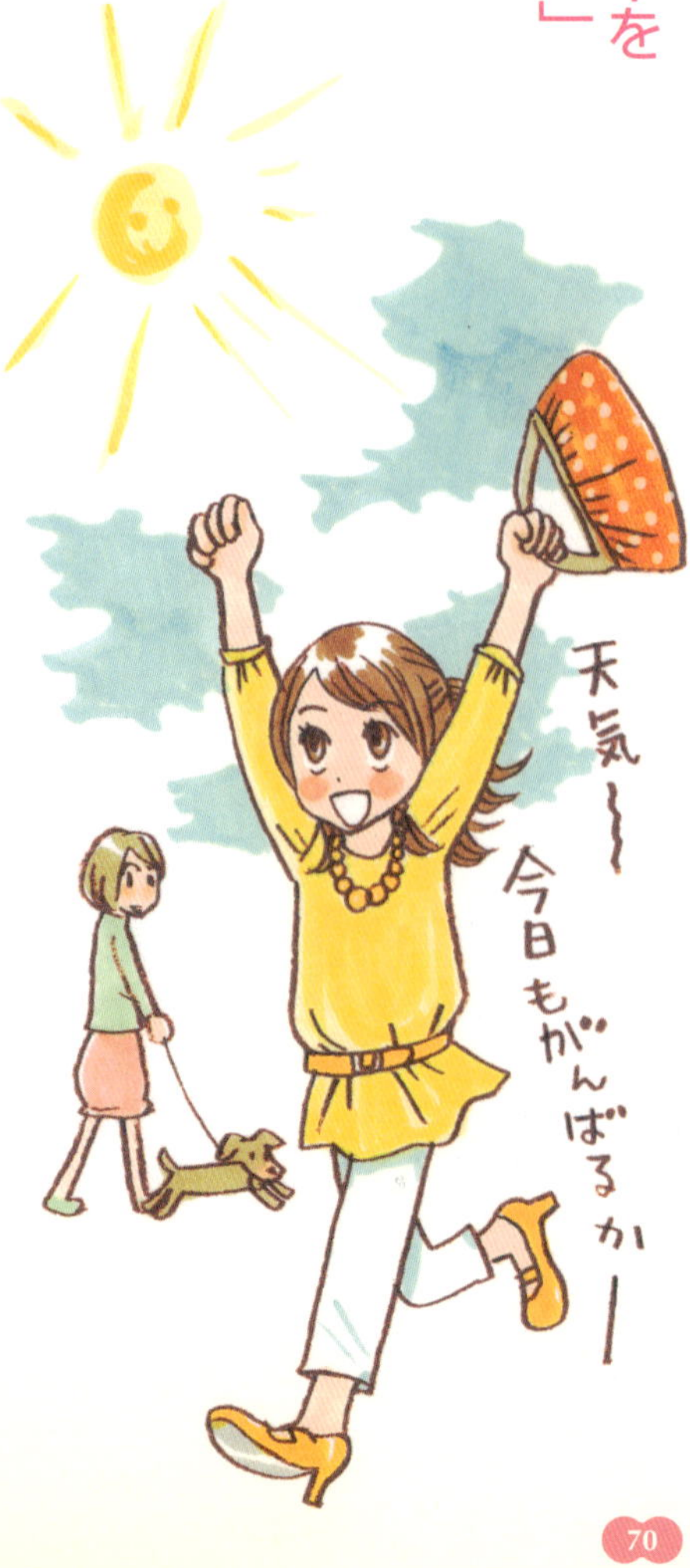
天気～
今日もがんばるかー

心と体を軽くする「ホワイト」

骨盤を起こす要素として、行動的な心理のほかに、軽さも不可欠です。「起こす」を助ける2番目の色は、軽さを象徴するホワイトです。

白を見ていると心も体も軽くなり、骨盤も起きやすくなります。

自由で解放的な白い砂浜でのバケーションを想像したり、服を白にするだけでもOK。軽さが起こす力を助けてくれるでしょう。

white

清潔で軽やかなイメージを与えるホワイト。気持ちを軽くするので、骨盤が自然と起きる力を与える

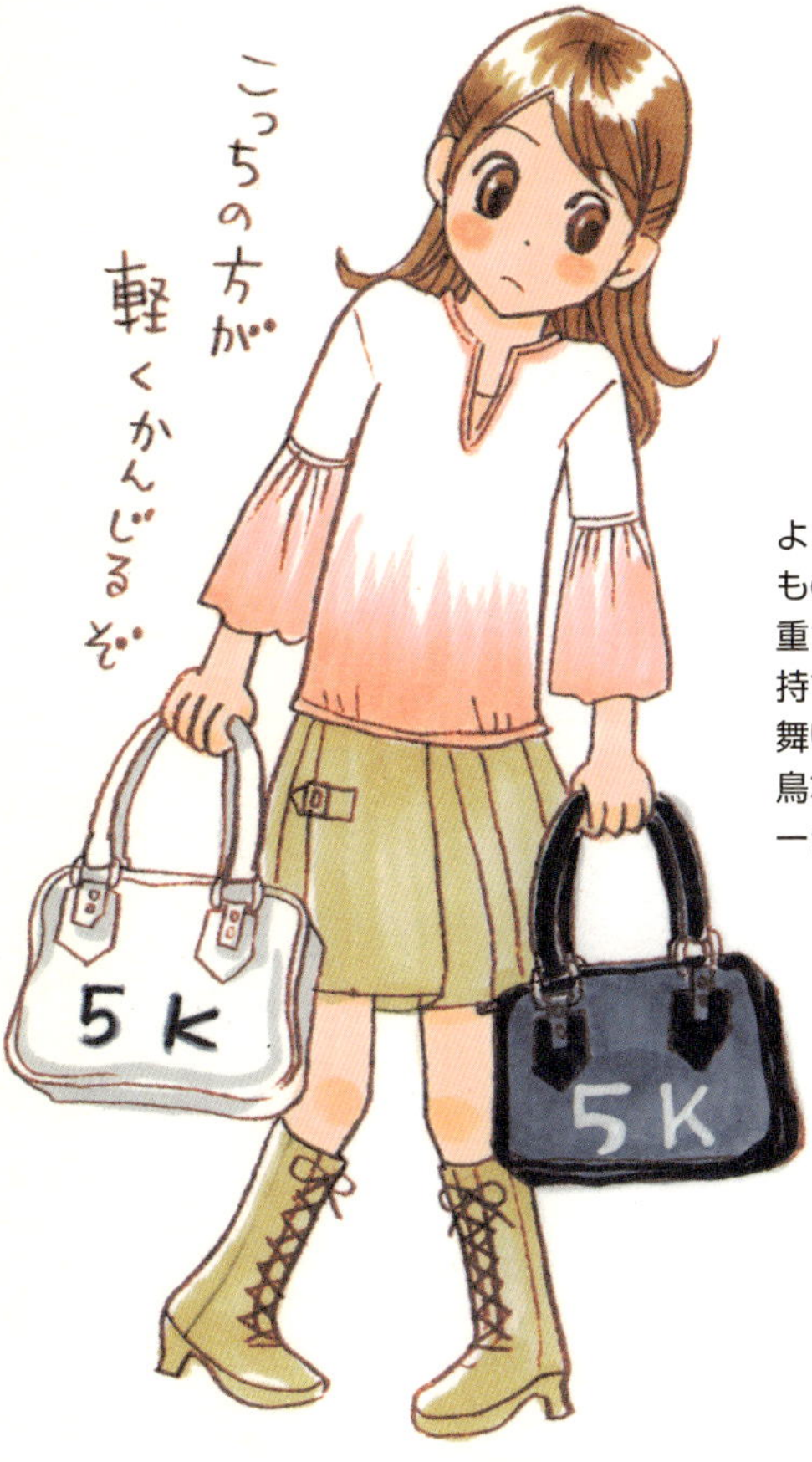
こっちの方が軽くかんじるぞ
5K
5K

よく、同じ荷物でも、黒いものと白いものでは感じる重さが違うという。白は気持ちを軽くするので、風に舞いながら自由に羽ばたく鳥など、白の軽やかなイメージを思い浮かべてみよう

骨盤の**ゆるめる**を助けるグリーン×ブルー

green

グリーンは中性色と呼ばれ、寒くも暑くもない色。骨盤ヨガ❷の「ゆるめる」を助ける第１のカラー

落ち着いた心地よさを育む「グリーン」

「目が疲れたら緑を見よ」というように、刺激が少なく目に優しいグリーン。豊かな緑の草木を連想させ、心と体に落ち着きをもたらし、ほっこりゆるめる作用があります。

山頂から見下ろす広大な森林や、自然を楽しむドライブなど、目を閉じてイメージしながらリラックスし、骨盤をゆるめましょう。実際の森の緑ならなおよいでしょう。

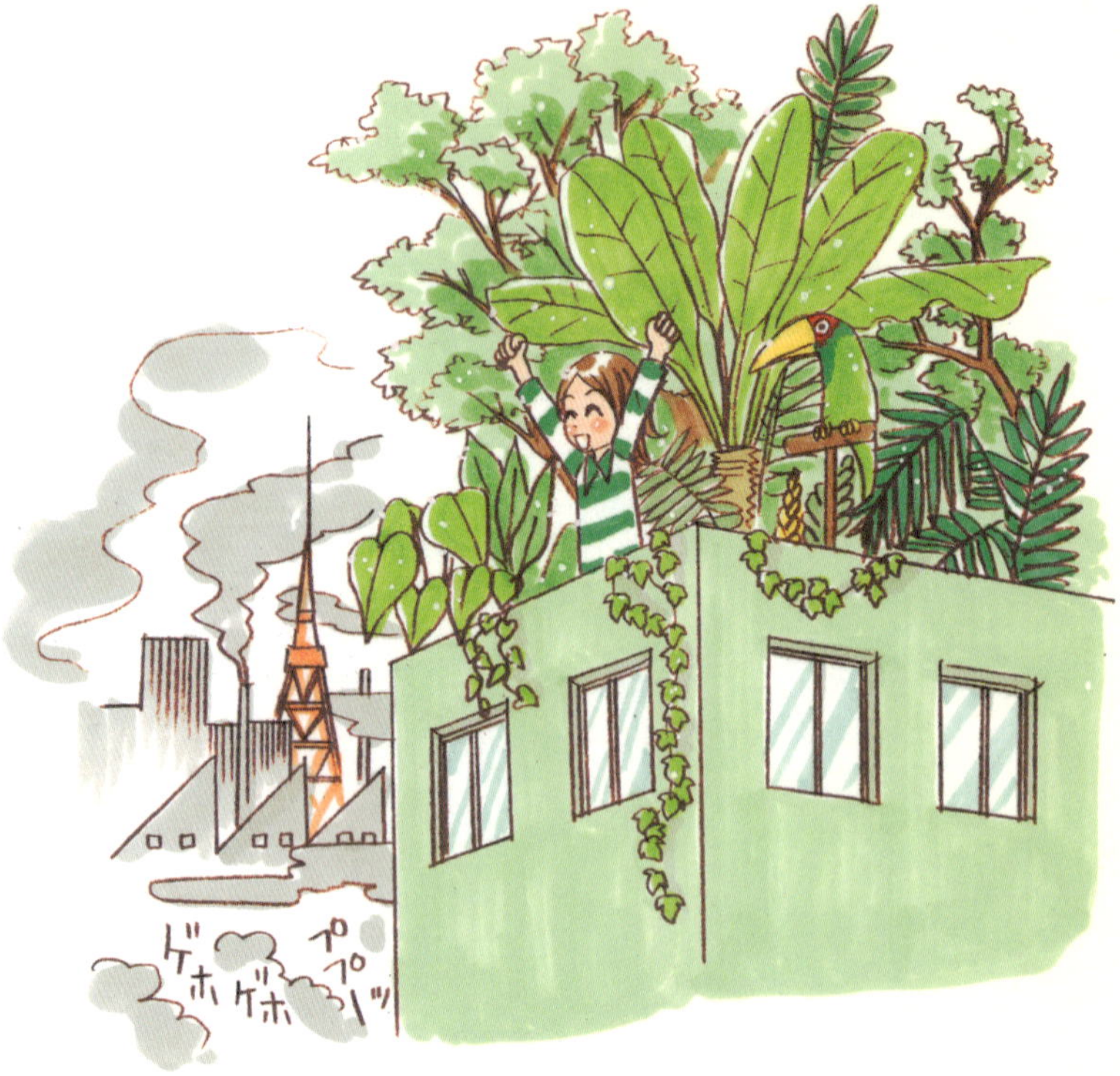

森のなかで自然を肌に感じながら、目を閉じて行う深呼吸は気持ちいい。都会の喧騒のなかでも、グリーンがあるとそこだけ落ち着いた気分になるはず

blue

空や海を連想させるブルーは、解放感を与える色。リラックスするとゆるむ骨盤に、よい影響有

さわやかな広がりを与えてくれる「ブルー」

グリーンと並んで、広大な自然を連想させるブルーは、気持ちを穏やかに解放してくれます。濃いブルーは、冷たさと緊張感を引き起こす可能性がありますが、澄んだブルーや水色などは、心と体をほどよくゆるめ、落ち着きを与えてくれます。

都会でも大空を見上げて深呼吸してみましょう。広大なブルーが骨盤をほどよくゆるめてくれるはずです。

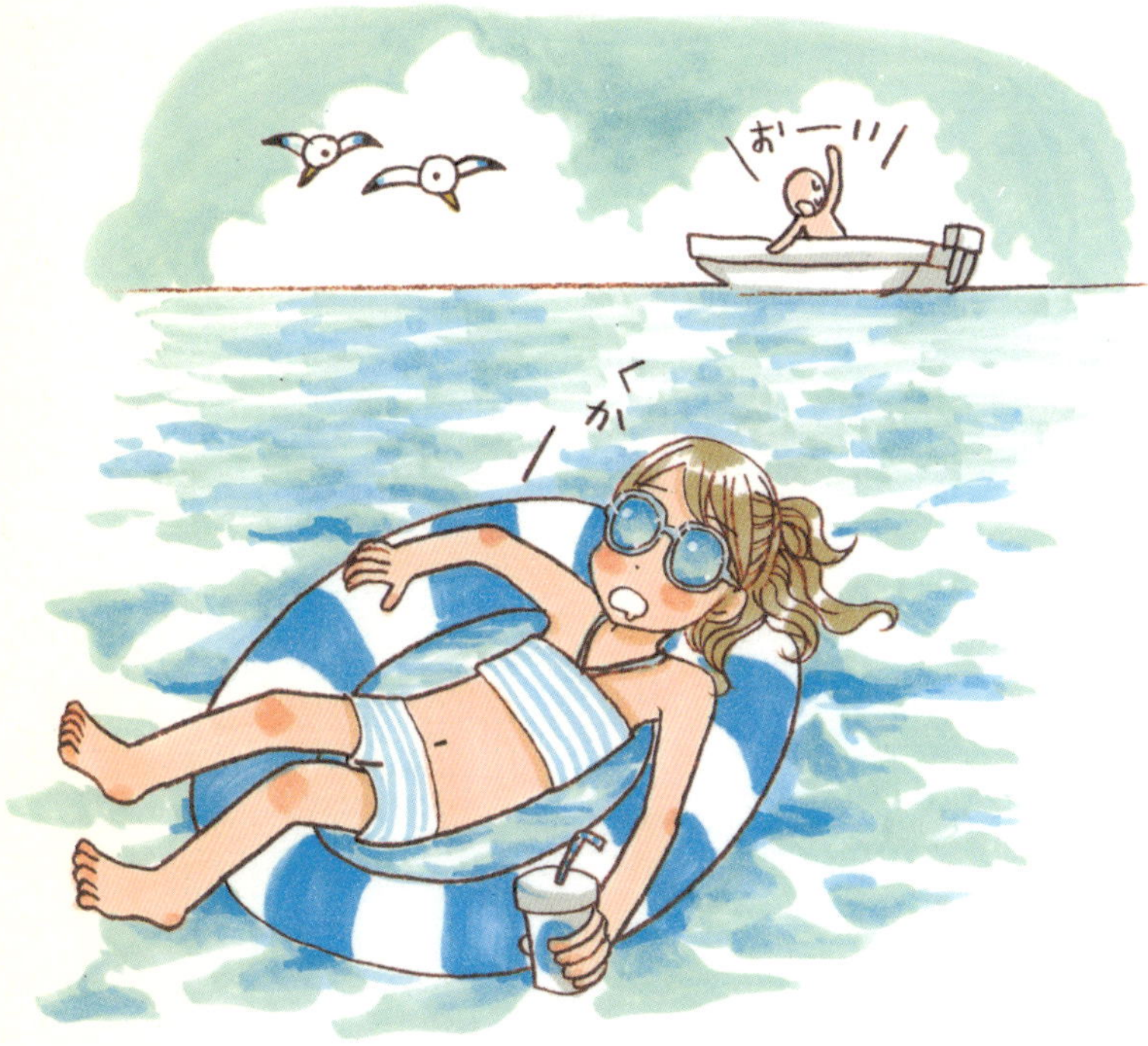

南国の海の透明感あふれるブルーや、澄みきった雲ひとつない大空などをイメージしてみて。ゴムボートに乗りながら、海のブルーと空のブルーにはさまれて、まどろむ解放感に心も体もリラックス！

骨盤のしめるを助けるレッド×ブラウン

red

情熱の象徴で、積極性を促すレッド。骨盤ヨガ③の「しめる」を助ける第1のカラー

すぐにでも動ける臨戦態勢をつくってくれる「レッド」

レッドは、ご存知のとおり体を温め、血の気を多くする色です。攻撃色で、臨戦態勢を促すともいえます。

私たちの体は臨戦態勢になると、自然に骨盤が安定し、急な行動にもすぐに対応しようとします。そのとき、骨盤底も穏やかにしまるのです。

レッドは、上手に使うと効果を発揮しますが、ストレスが多いこの時代、長時間見るのは避けましょう。

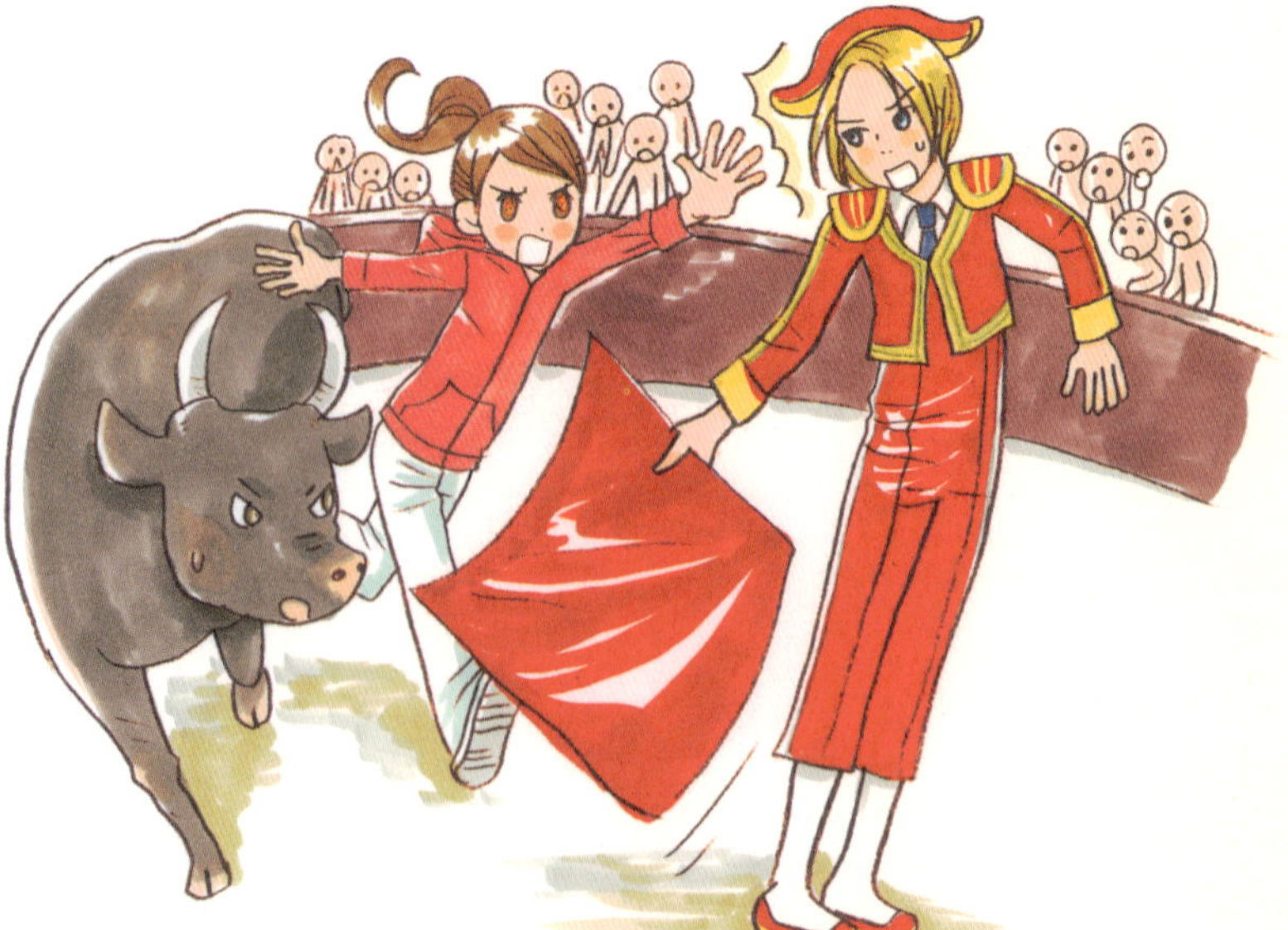

牛が赤を見て興奮するように、赤は人の心にも情熱を与える働きが。
血の気が高まって、牛さんを押しのけて突進しないように！

brown

土の色であるブラウンは、重さと力強さを兼ね備えた色。骨盤をほどよくしめて、安定させる

粘り強さと安定感を育む「ブラウン」

骨盤のしまりを助けるもうひとつの色がブラウン。大地の色ブラウンは、どっしりとした重みと、不動の安定感を連想させ、心に根気と粘り強さを育みます。体でいえば、骨盤がズンと重く安定し、逃げ出さない、腰を据えた感じになります。

色を身につけるのであれば、できれば濃いこげ茶色か、少し赤みがかかった赤茶色がベターでしょう。

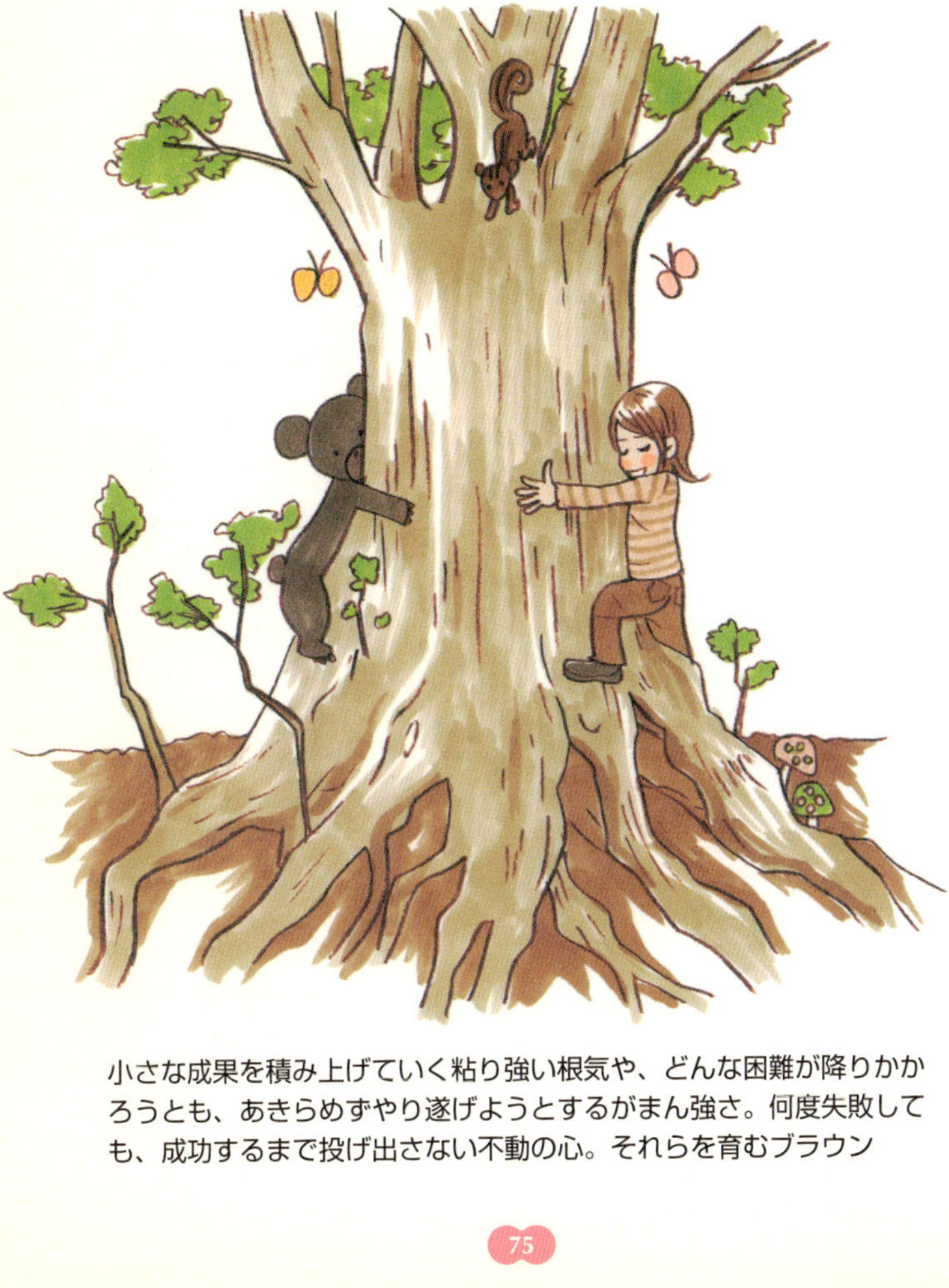

小さな成果を積み上げていく粘り強い根気や、どんな困難が降りかかろうとも、あきらめずやり遂げようとするがまん強さ。何度失敗しても、成功するまで投げ出さない不動の心。それらを育むブラウン

骨盤の**伸びる**を助けるオレンジ×シルバー

orange

オレンジは赤と黄の両方のパワーをもつ。骨盤ヨガ④の「伸びる」を助ける第１のカラーはオレンジ

情熱的な心を培ってくれる「オレンジ」

ヨガでは、下腹はオレンジ色によって調整されるという古典的な考えがあり、東洋医学全般では、下腹は気血《きけつ》の中心とされ、ここからパワーが全身に供給されるといいます。

　そのため、下腹をオレンジ色にイメージできると骨盤が安定し、背骨を凛《りん》と伸ばす力を助けます。体も心も温まり、疲れも解消され、自然に意欲もわき起こるでしょう。

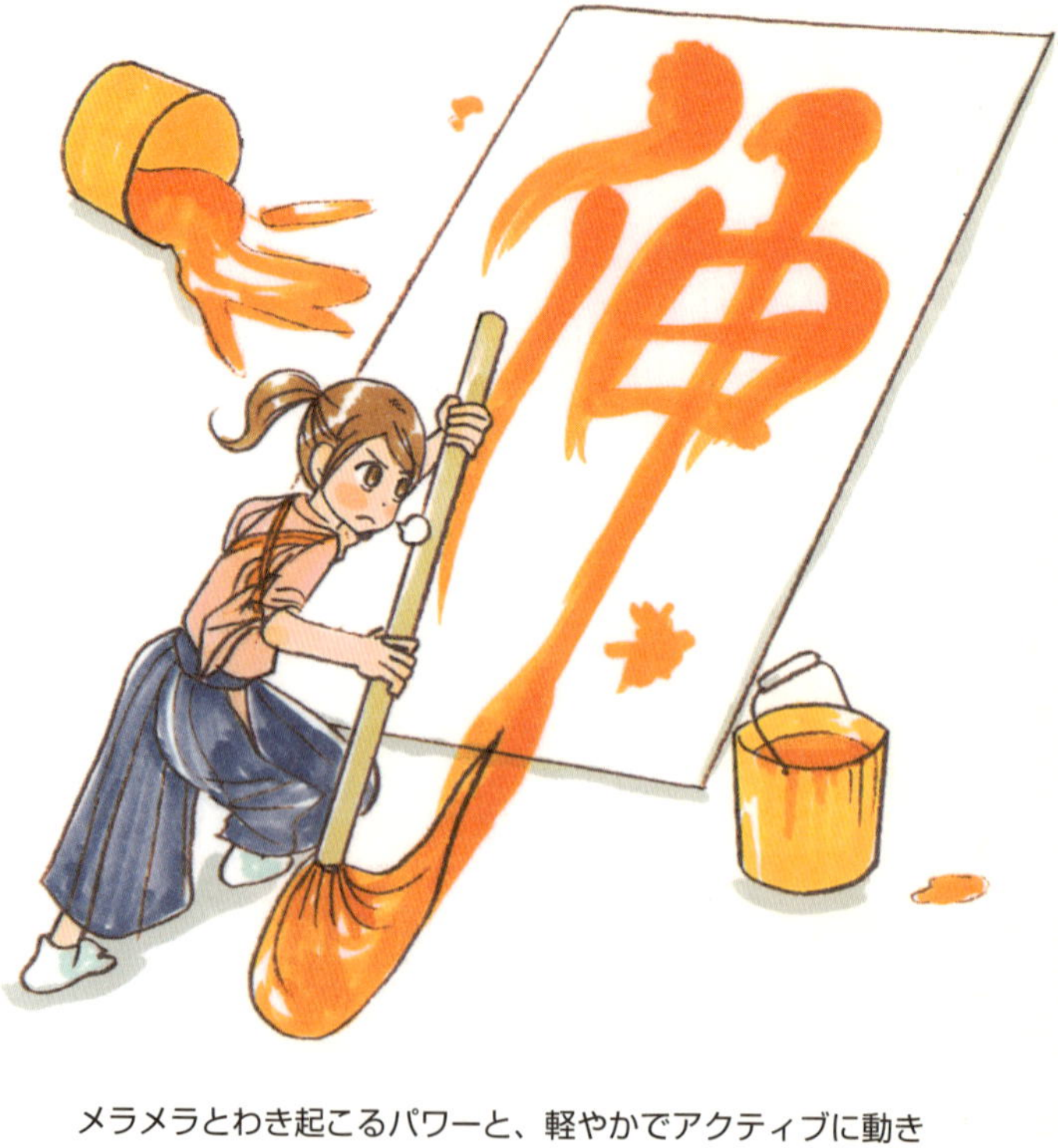

メラメラとわき起こるパワーと、軽やかでアクティブに動き出そうとする力を生み出すオレンジだが、なかなか自然界にあふれている色ではないので、カーテンや服をオレンジにしてみるのがよいかも。下着をオレンジにするのもGood！

強さと伸びを連想させる「シルバー」

剣を連想させるシルバーは、まさに背骨が目指したい状態といえるでしょう。すらりと伸びた背骨は、見ている人の気持ちをも凛とさせる作用があります。

シルバーを見ていると、気持ちも引きしまり、力みではない強さを感じることでしょう。シルバーのパワーで無意識に骨盤が引きしまり、背骨が伸びる様子を楽しんでください。

silver

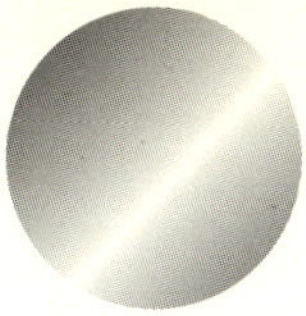

シルバーは、高貴、光、伸び、強さといった印象をもたらす。伸びを助ける第2のカラー

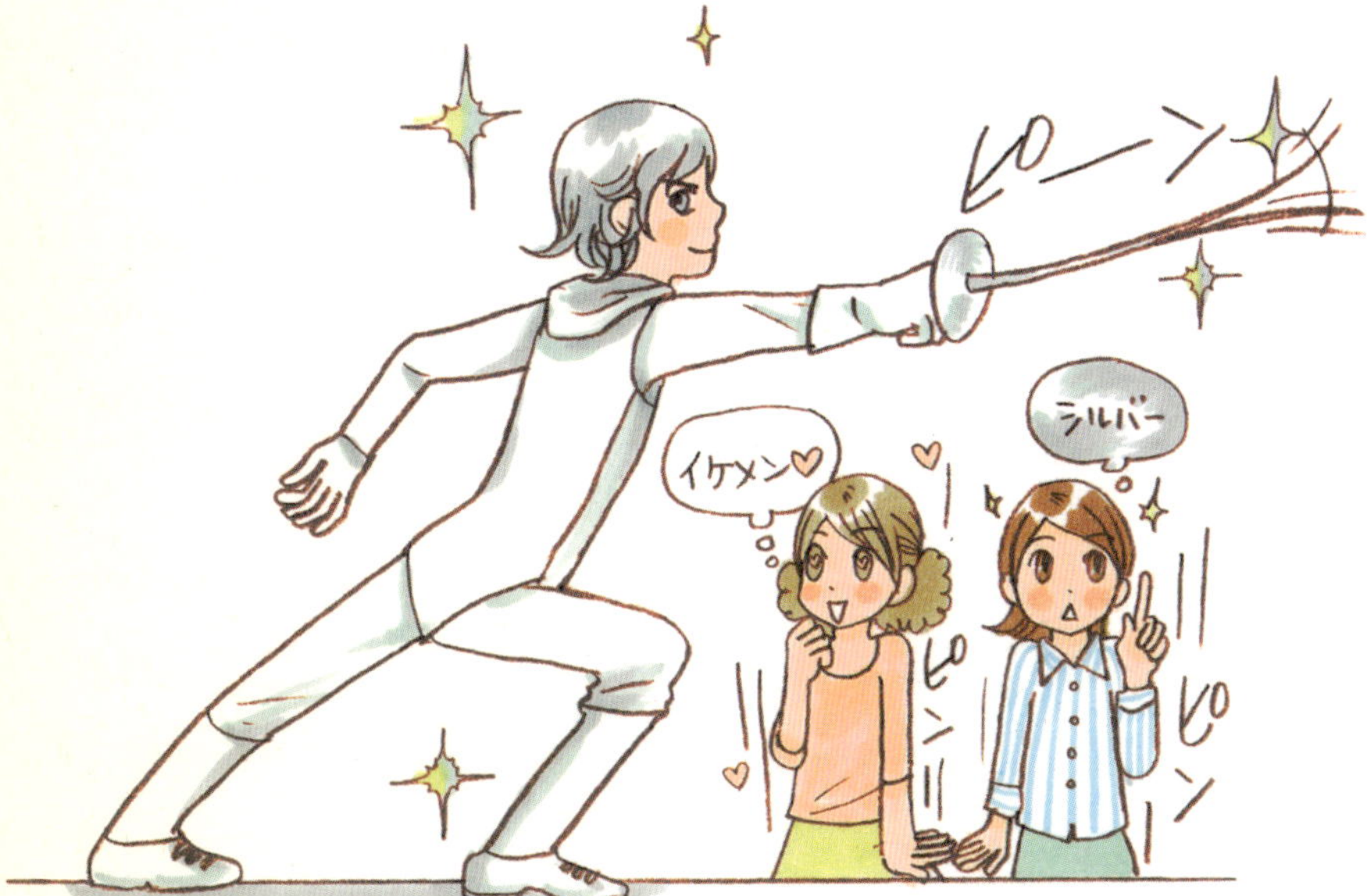

最近では大人気のフェンシング。剣を見て背骨がスッと伸びる人もいれば、イケメンを見て背骨が伸びる人も!? 金属アレルギーがなければ、シルバーを身につけるのもよい

ヨガとカラーの伝統的な考え方

骨盤とカラーについて触れたついでに、ヨガでの“色”に対する考え方を紹介しておきましょう。

ヨガでは、古くから色が心と体に大きな影響を与えると考えています。そのなかでも、とりわけ明快に色について示しているのが、「チャクラ」です。

チャクラとは、心と体が密接に結びついている部位のことで、体のなかに主に7つあると考えられています。イラストに色丸のついているところがチャクラですが、この部分の体の状態を調整すると、結果として心も調整されてくるというわけです。

その各チャクラは、イラストにある色と結びついていて、それぞれの色を各部分にイメージすることで、心も体も調整されると教えています。

骨盤ヨガでは、このカラーの理論を取り入れているので、しっかり心と体に効いてきます。そのカラーがもつ詳しい効果については、４章の各ページを参考にしてください。

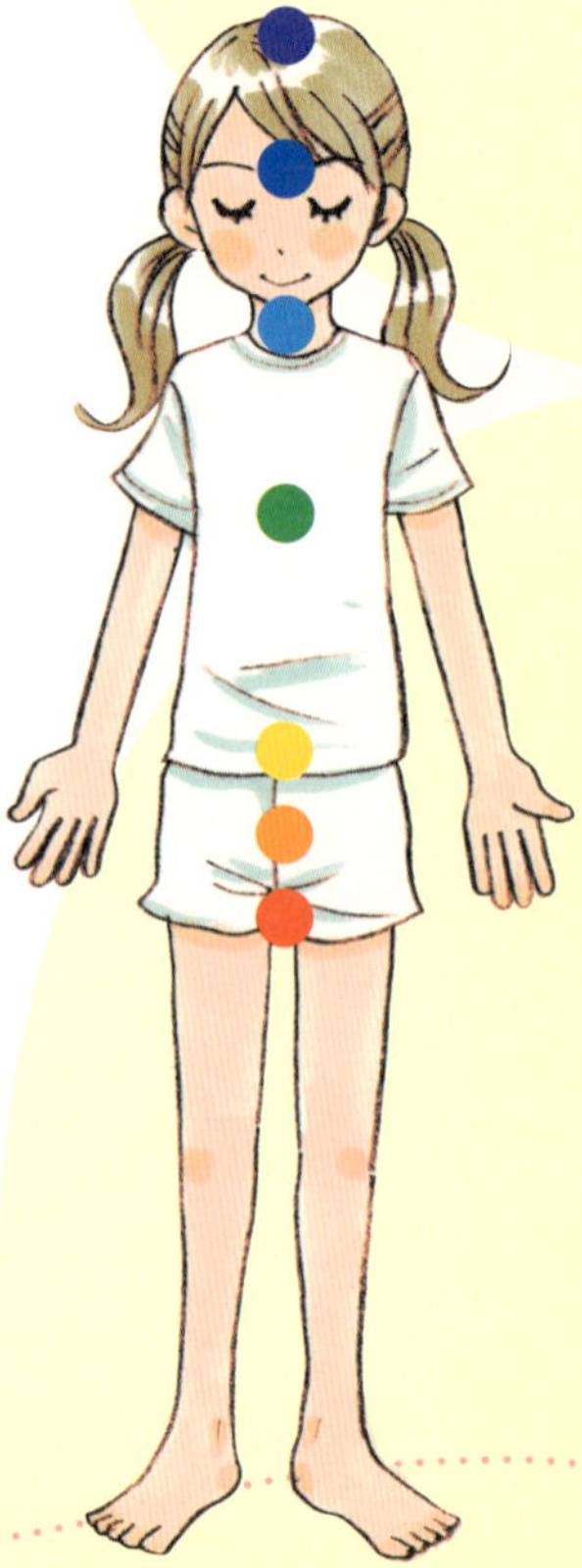

第5章

骨盤改造を助けるヨガポーズ

骨盤ヨガを、ポーズで実践してみましょう。また、ポーズを行うことが骨盤ヨガの確認にもなります。すべてをやる必要はありません。自分にとって必要なものをチョイスしてやってみましょう。

骨盤ヨガとヨガポーズの関係

骨盤ヨガの効果を体感するヨガポーズ

これまで、骨盤ヨガはポーズを行わなくても効果が得られるといってきたのに、「なんでポーズがあるの?」と思う人も多いでしょう。

そもそも骨盤ヨガとは、さまざまなポーズを行う際に、最も大切な部位＝骨盤をどう調整すればいいのか、という発想のなかから生まれました。そのため、ポーズを行うと、骨盤調整の効果を確認しやすいといえるのです。つまり、骨盤ヨガ❶～❹を身につけた人が、ヨガポーズを行うと、これまでとはまったく変わったと思われるほど、ポーズの質と効果を体感できるのです。

これまでヨガを長年続けてきた人なら、その違いに驚くはず。またヨガ初心者も、骨盤ヨガを身につけてからポーズに取り組むと、体を痛めずにポーズがもつ効果を引き出せます。

ヨガポーズで骨盤ヨガをマスターする

それだけではありません。ポーズは別に極めなくてもいい、骨盤ヨガだけをマスターしたいという人にも朗報。これから紹介するヨガポーズは、骨盤ヨガの4つのステップを、それぞれ助けるポーズになっているのです。

例えば、骨盤の「起こす」を助けるポーズを行うと、一連の流れのなかで必要な筋肉が鍛えられるため、骨盤の「起こす」感覚をマスターしやすくなるのです。

つまり、ヨガポーズは骨盤ヨガを助け、逆に骨盤ヨガがヨガポーズの完成度と効果を高めるというわけです。だから、ヨガポーズが骨盤ヨガの総仕上げとなるのです。

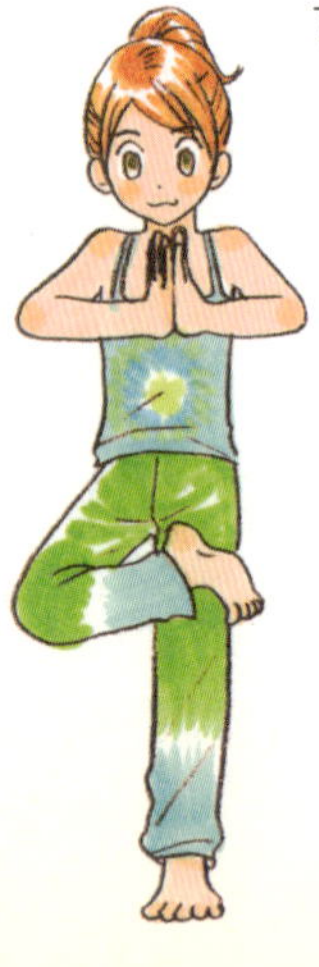

この章の使い方

紹介するヨガポーズは5種類、各2個ずつです。4つの骨盤ヨガを助けるものと、骨盤全体を調整するものがあります。2章のチェック項目で弱かったものや、3章でいまいち感覚がつかめなかったものを重点的にやってもよいでしょう。もちろん全体調整から入るのもよし。自分に合ったものを選んで取り組んでください。

骨盤ヨガを助けるヨガポーズ

「ゆるめる」を助ける

★あおむけ合せきのポーズ
★ワニのポーズ

「起こす」を助ける

★ネコのポーズ
★Vねじりのポーズ

骨盤全体を調整する

★英雄のポーズ
★下を向いた犬のポーズ

「伸ばす」を助ける

★かんぬきのポーズ
★太鼓橋のポーズ

「しめる」を助ける

★ピラミッドのポーズ
★立ち木のポーズ

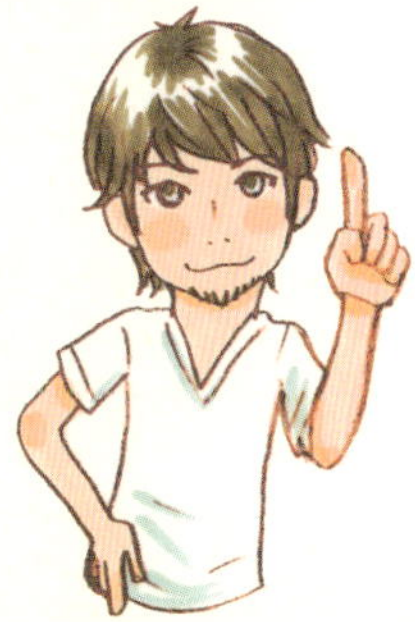

骨盤ヨガ＋ヨガポーズで、しなやかに引きしまった体になるよう総仕上げをしましょう！

ネコのポーズ

骨盤を起こすのに必要な、股関節と腰の柔軟性を高めるポーズ。お尻を突き出したり、股間を突き出したりするので、骨盤まわりを柔軟にし、骨盤をどう動かせば上手に起こせるかを体感できるでしょう。そのほか、ハト胸や肩こりの緩和にもなります。

1 腕と太ももが床と垂直になるように、四つんばいになる

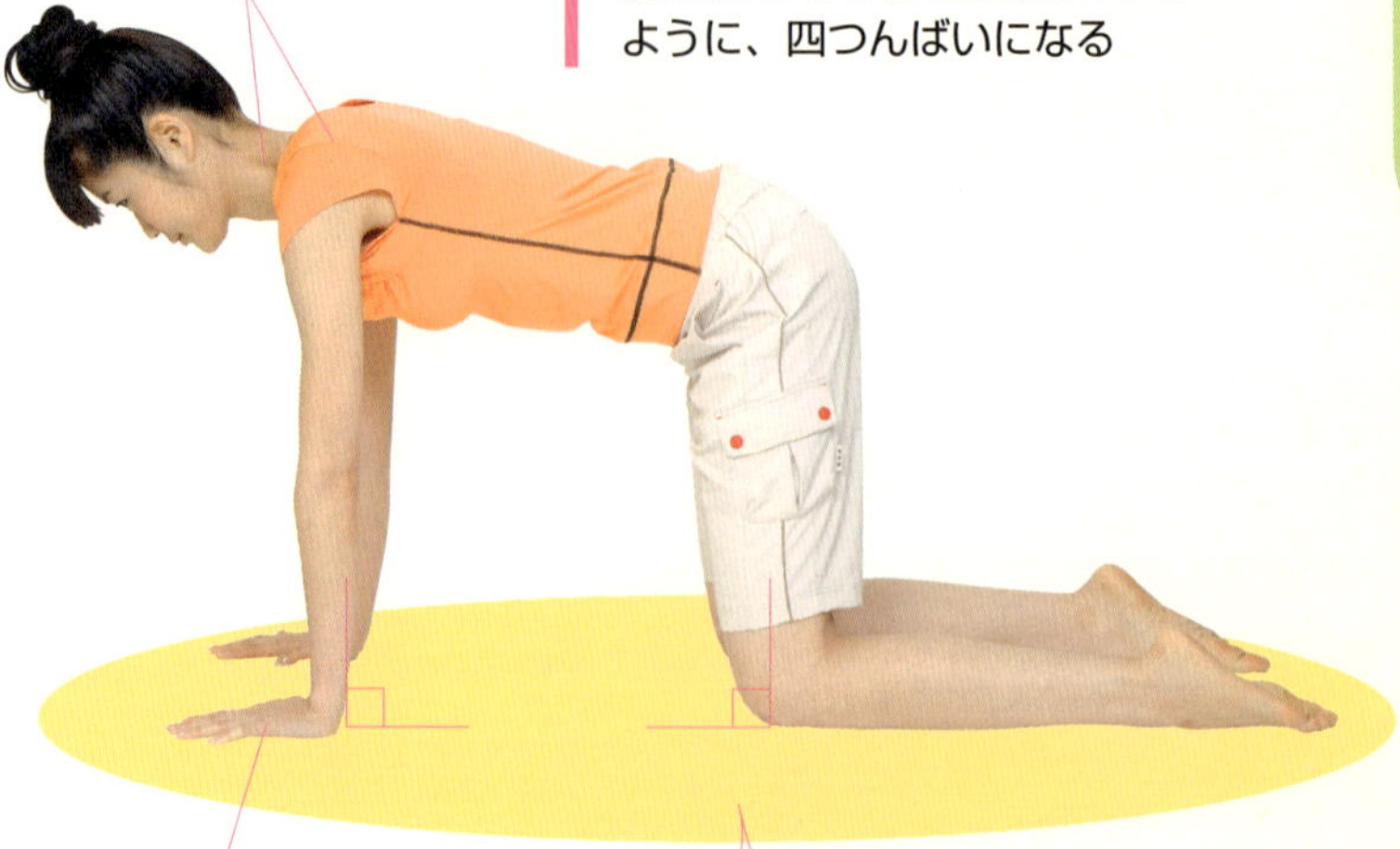
首と肩はリラックス
手の平全体で上半身の体重を支えるように

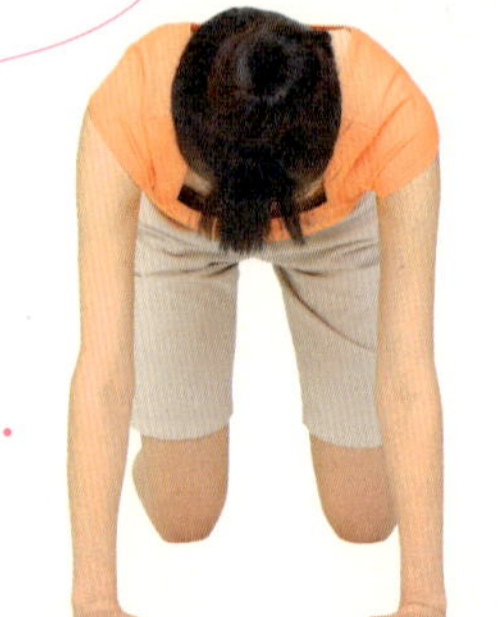
前から見ると……
手の位置は肩幅以上に開かないように

効果のポイント

朝すると、気持ちよく目覚めて眠気スッキリ！

2 息を吐きながら下腹を軽く奥にへこませ、背中を天上に向けて盛り上げるように丸くする

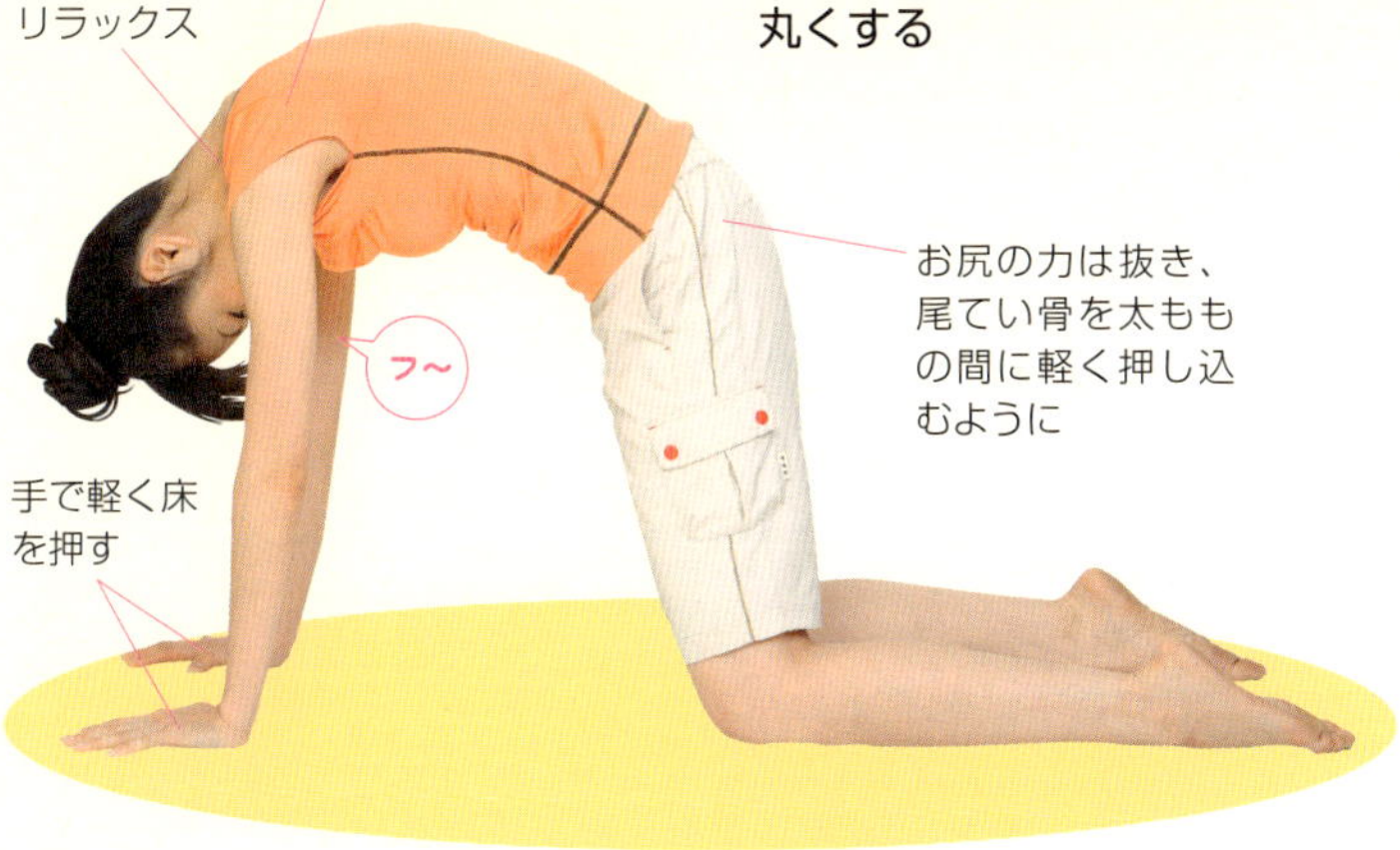
肩甲骨を軽く外側へ広げるようにする
首は完全にリラックス
フ～
手で軽く床を押す
お尻の力は抜き、尾てい骨を太ももの間に軽く押し込むように

吐く　吸う

2と3を深呼吸のリズムで1～3分ほど繰り返す。気持ちがいいだけ続けてもOK

3 胸を軽く前に突き出しながら背中を反《そ》らせ、お尻を突き出す

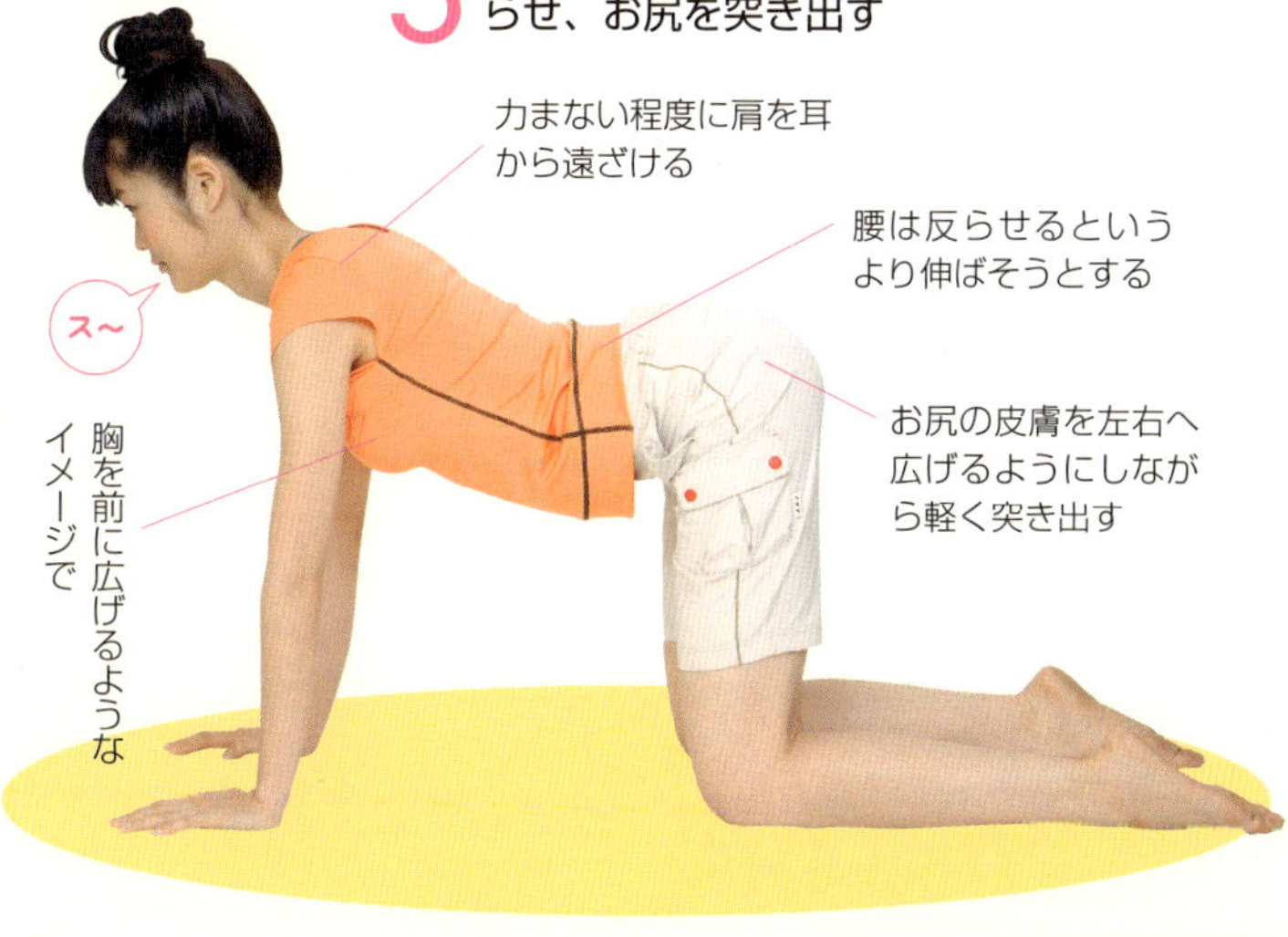
力まない程度に肩を耳から遠ざける
腰は反らせるというより伸ばそうとする
ス～
胸を前に広げるようなイメージで
お尻の皮膚を左右へ広げるようにしながら軽く突き出す

Vねじりのポーズ

骨盤を起こした位置で安定させるために、必要な筋肉を鍛えるポーズ。骨盤を起こす筋肉、寝かせる筋肉の両方が同時に鍛えられるので、骨盤を起こしたときしっかりと安定し、長時間の姿勢キープを助ける優れものです。

1 あおむけになり、曲げた右ひざを右手で持つ。左手は頭の後ろにまわす

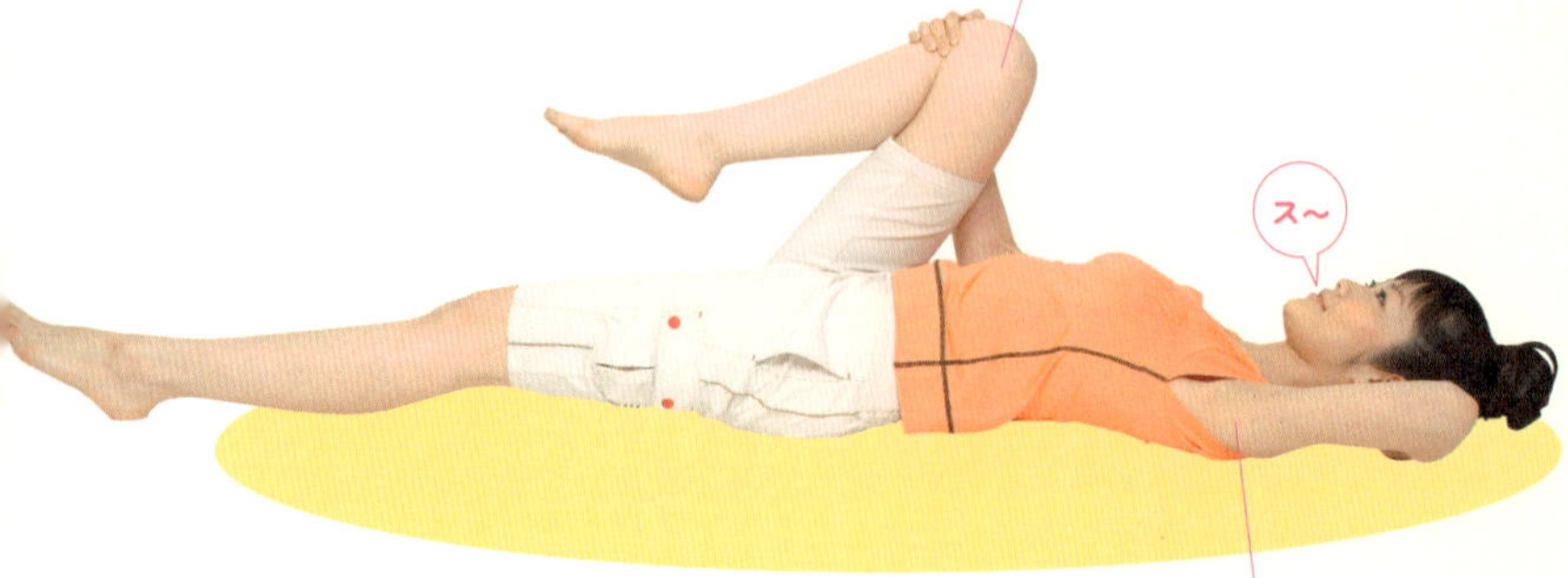

股関節が痛まない程度にひざを胸に寄せる

肩は左右ともにリラックス

効果のポイント

ポッコリおなかを引きしめる、最適ポーズ！

2 息を吐きながら顔をひざに近づけ、左足を床からすこしだけ持ち上げる。30秒ほどこの姿勢で深呼吸をしたあと、ゆっくりと1に戻り、逆も同様に行う

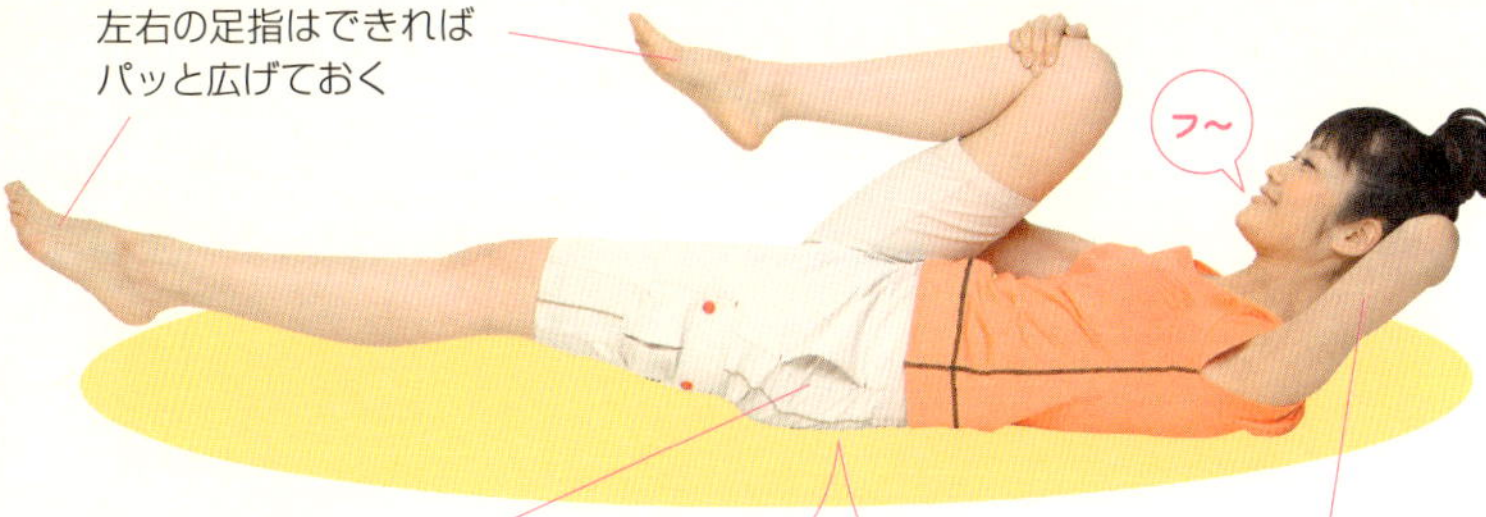

フ～
左右の足指はできれば
パッと広げておく
腰をしっかりと床に
押しつける
首が疲れないように
腕の力で頭を支える

ここがポイント

このときの、おなかの奥から腰にかけて感じる力強さが、骨盤を起こすのを助けてくれる

すこし余裕がある人は……

吐く息で上半身を左にねじり、深呼吸をしてみよう。腰が痛まない程度に行うこと

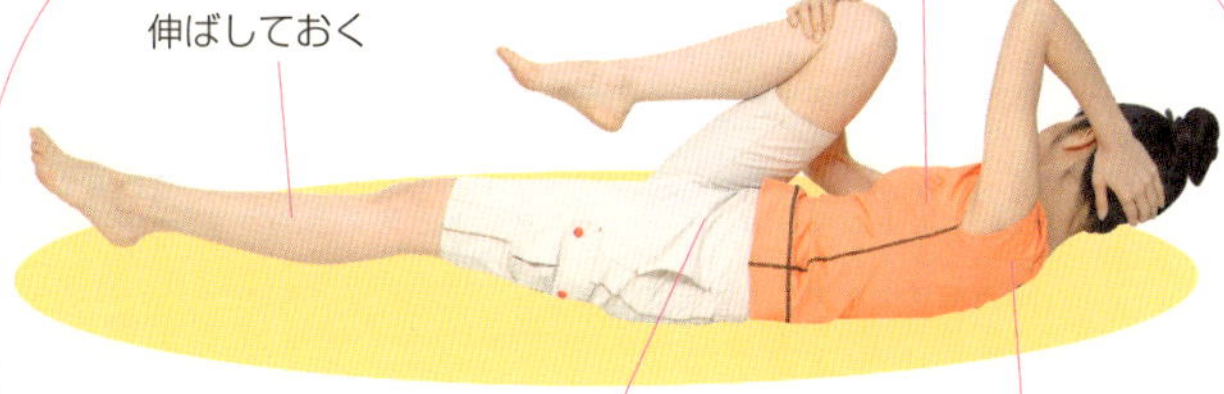

左足をしっかりと
伸ばしておく
左のあばら骨を
へそに近づける
ようなイメージ
肩はできるだけ
リラックス
骨盤は真上を向いたまま
動かさないようにする

あおむけ合《がっ》せきのポーズ

次のワニのポーズで骨盤をゆるめる準備として、ゆるめたい筋肉を圧迫しておくポーズ。ひざを開くことでひざの重みを利用して、お尻の筋肉を効果的に圧迫してマッサージします。マッサージしてほぐした筋肉はストレッチしやすいので、次のポーズの絶好の準備になります。

1 あおむけの姿勢で立てひざをする

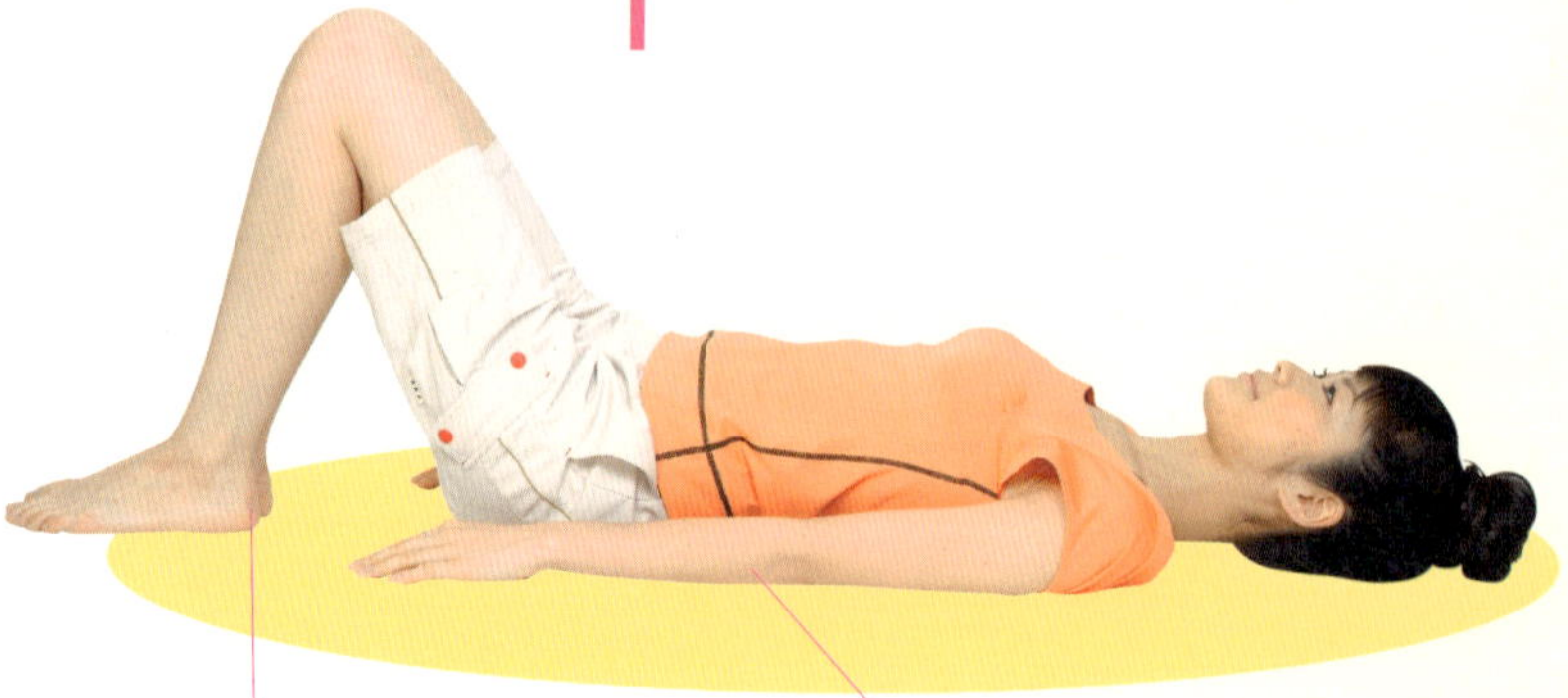

かかとはお尻から約20cmほど離す

手は体の横においてリラックス

効果のポイント

お尻の筋肉がほぐれて、心が穏やかに落ち着く！

2 自然な呼吸を繰り返しながら、ゆっくりとひざを広げていく。手を股関節の上など、ラクな位置におき、深呼吸をしながら3分ほどリラックス。手を使いながらゆっくりとひざを閉じ、1 の姿勢に戻る

目を閉じてリラックスする

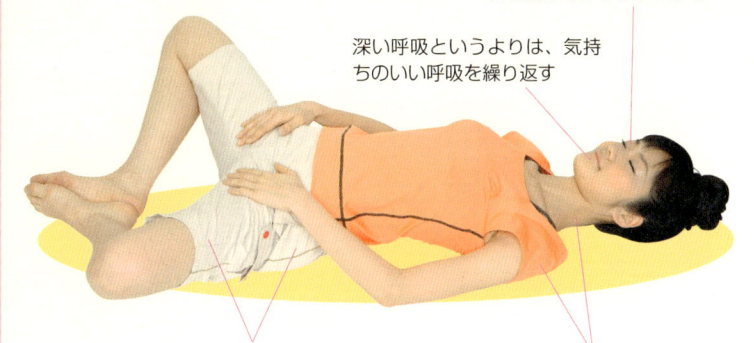

深い呼吸というよりは、気持ちのいい呼吸を繰り返す

お尻、股関節、内ももの力は抜く

肩や首は力を抜く

すこし苦しい人は……

お尻の力を完全に抜くと股関節が痛い場合は、背中とひざの下に適当な高さのクッションなどを敷くとよい。足の重さが軽減され、股関節への負担が減る

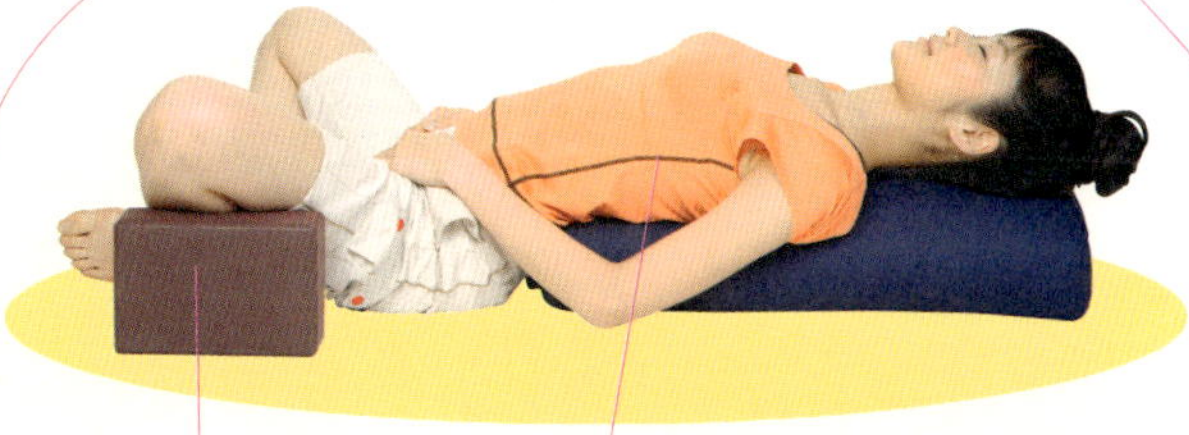

ヨガブロックがあれば理想的

あばら骨全体を、顔のほうに向けてつり上げてみて。腰と股関節がラクになるようであればOK

ワニのポーズ

お尻の緊張をストレッチで伸ばしてゆるめるポーズ。ひざを体の真ん中のラインよりも内側に向けると、お尻の筋肉がゆるむと同時に伸ばされます。あおむけ合せきのポーズのあとに続けて行うと、お尻に加えて腰の緊張もゆるんでスッキリします。

1 あおむけに寝て左足を伸ばす。右足の裏を左足のひざの上にのせ、そのひざを左手で持つ

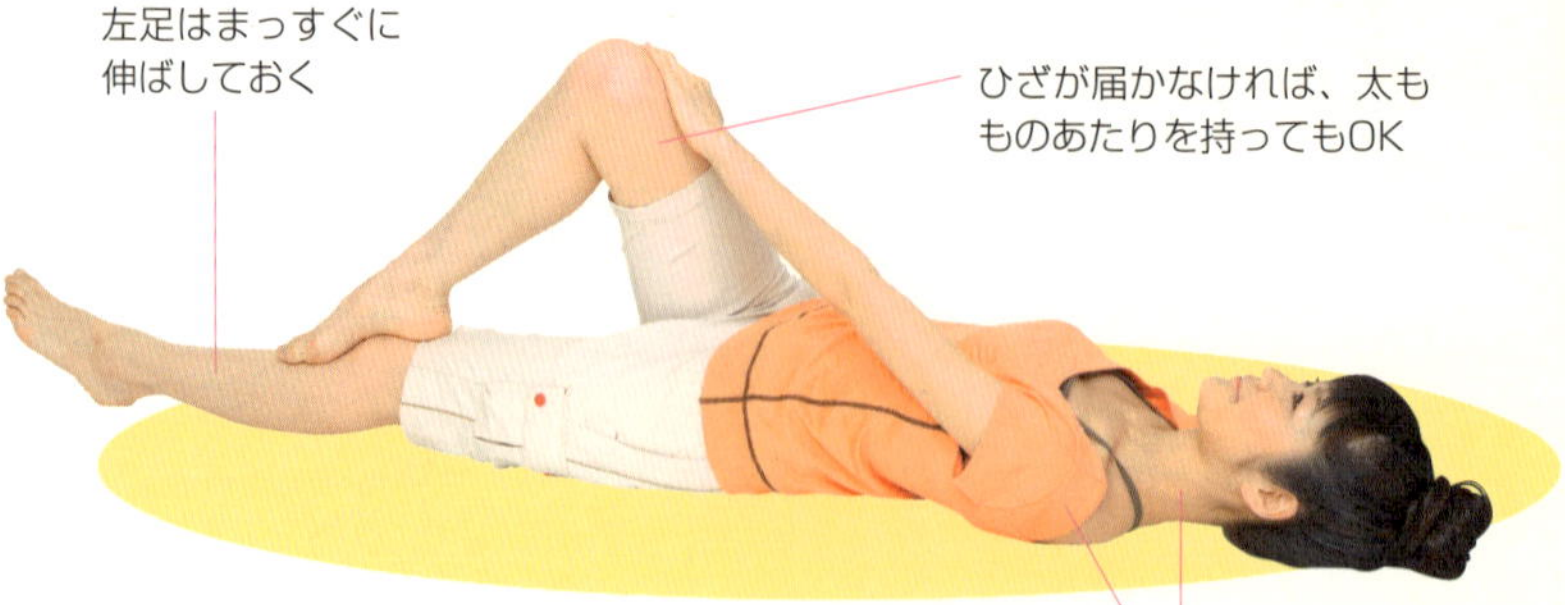
左足はまっすぐに伸ばしておく
ひざが届かなければ、太ものあたりを持ってもOK
首と肩の力は抜く

2 息を吐きながら、全身を左に倒す

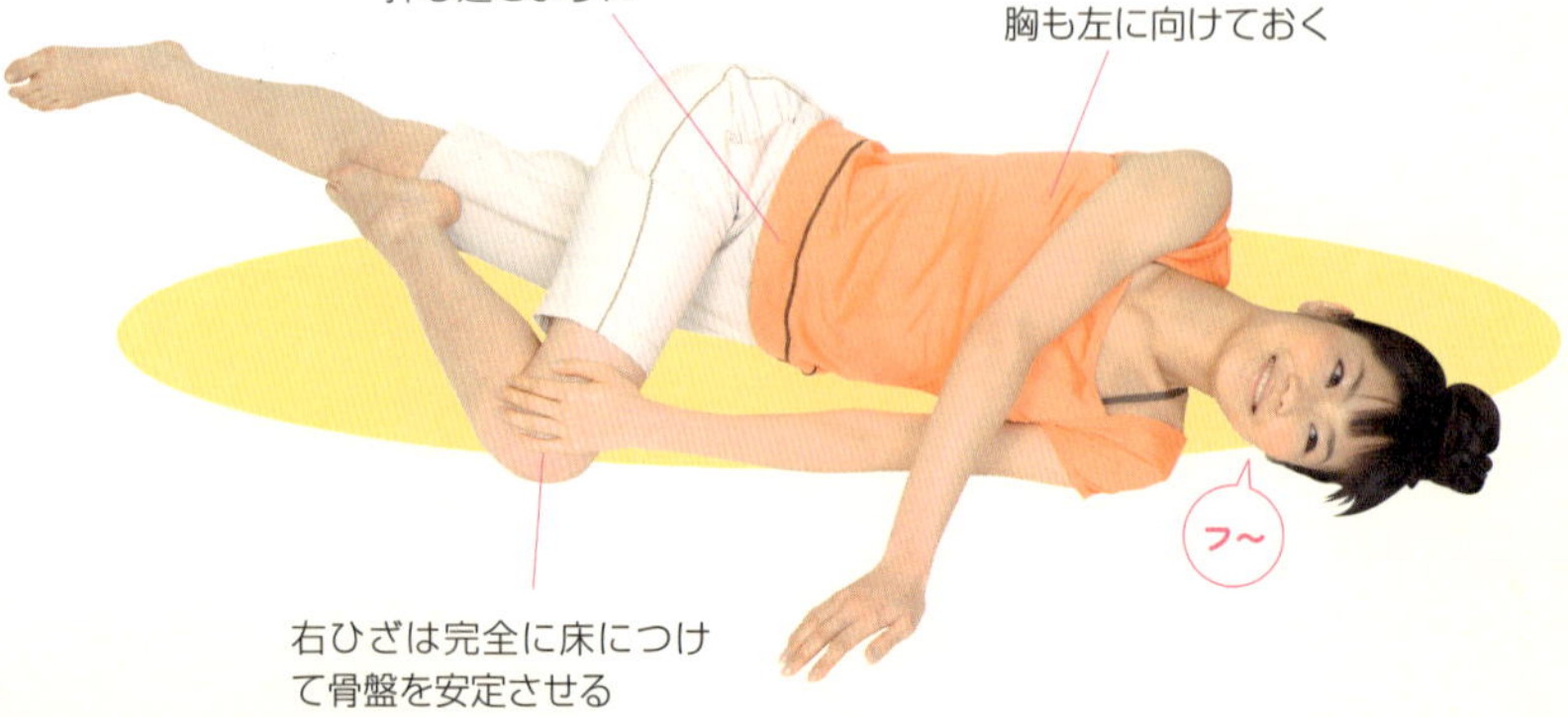
下腹を軽く奥へ押し込むように
体はねじらないで、胸も左に向けておく
フ～
右ひざは完全に床につけて骨盤を安定させる

骨盤まわりから血流がよくなり、足腰の疲れを取り除く！

3 ひと息吸って、次の吐く息で、右ひざをしっかりと床につけたまま、腰から順に首まで右にねじっていく。この姿勢で30秒〜1分程度深呼吸。戻るときは、**2**→**1**の順に体を戻し、逆も同様に行う

左足と腰はしっかりと伸ばしておく

お尻の力が抜けてリラックスした感覚を味わう

右腕は胸の中央から、気持ちよく伸ばすようなイメージで開く

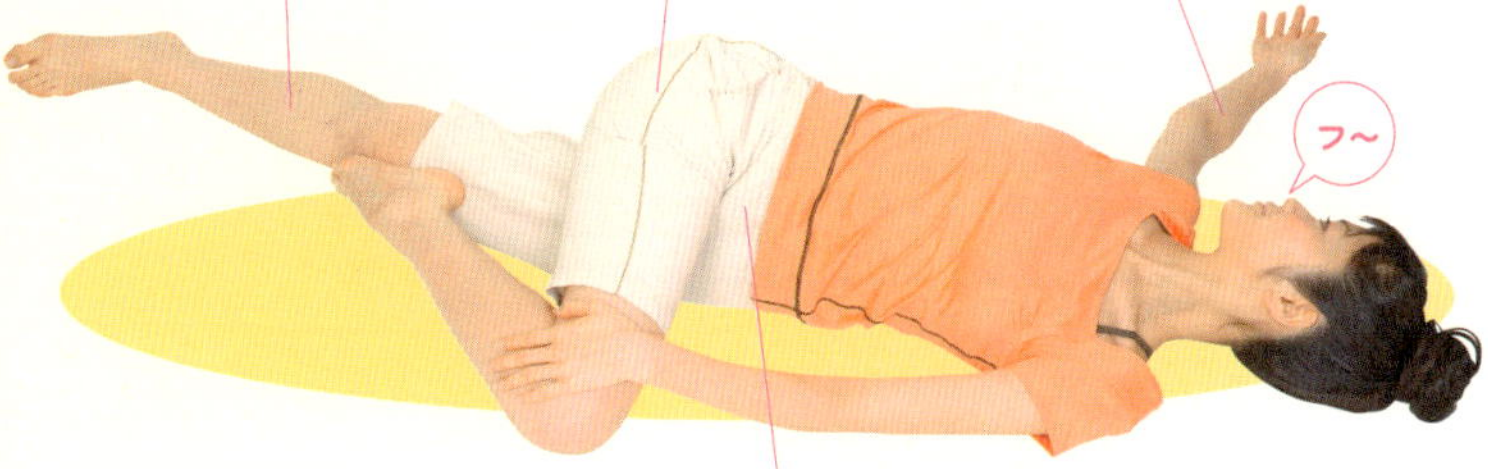

下腹と右の太ももを近づけるようにする

すこし苦しい人は……

ひざを床につけると肩が上がりすぎて痛い場合は、ひざの下に適当な高さのクッションなどを敷くとよい。骨盤をしっかりと安定させることが大切

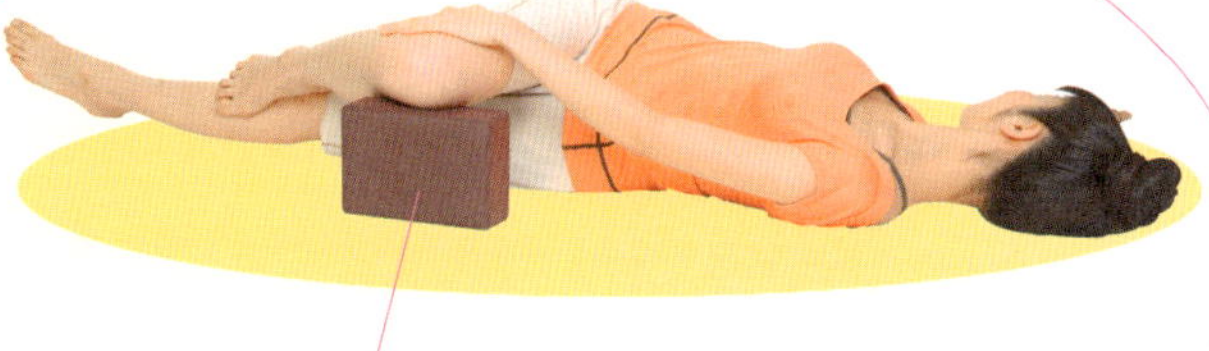

ヨガブロックやクッションなどで骨盤を安定させて、リラックスして右にねじろう

※腰が痛い場合は、下腹をへこませる位置を下のほうに移動させる。へこませる位置が正しければ、腰はかなりラクになる

骨盤をしめるお助けポーズ1

ピラミッドのポーズ

太ももを閉じる筋肉を鍛えることで、骨盤底のしめを自然な形で助けるポーズ。このポーズでは、足がすべって左右に広がらないようにするため、太ももの内側の筋肉が鍛えられます。このポーズによる筋トレが、骨盤底を刺激し、緊張しすぎない範囲で骨盤をほどよくしめてくれます。

1 股下に正三角形ができる程度に両足を大きく開いて立ち、骨盤を持つ

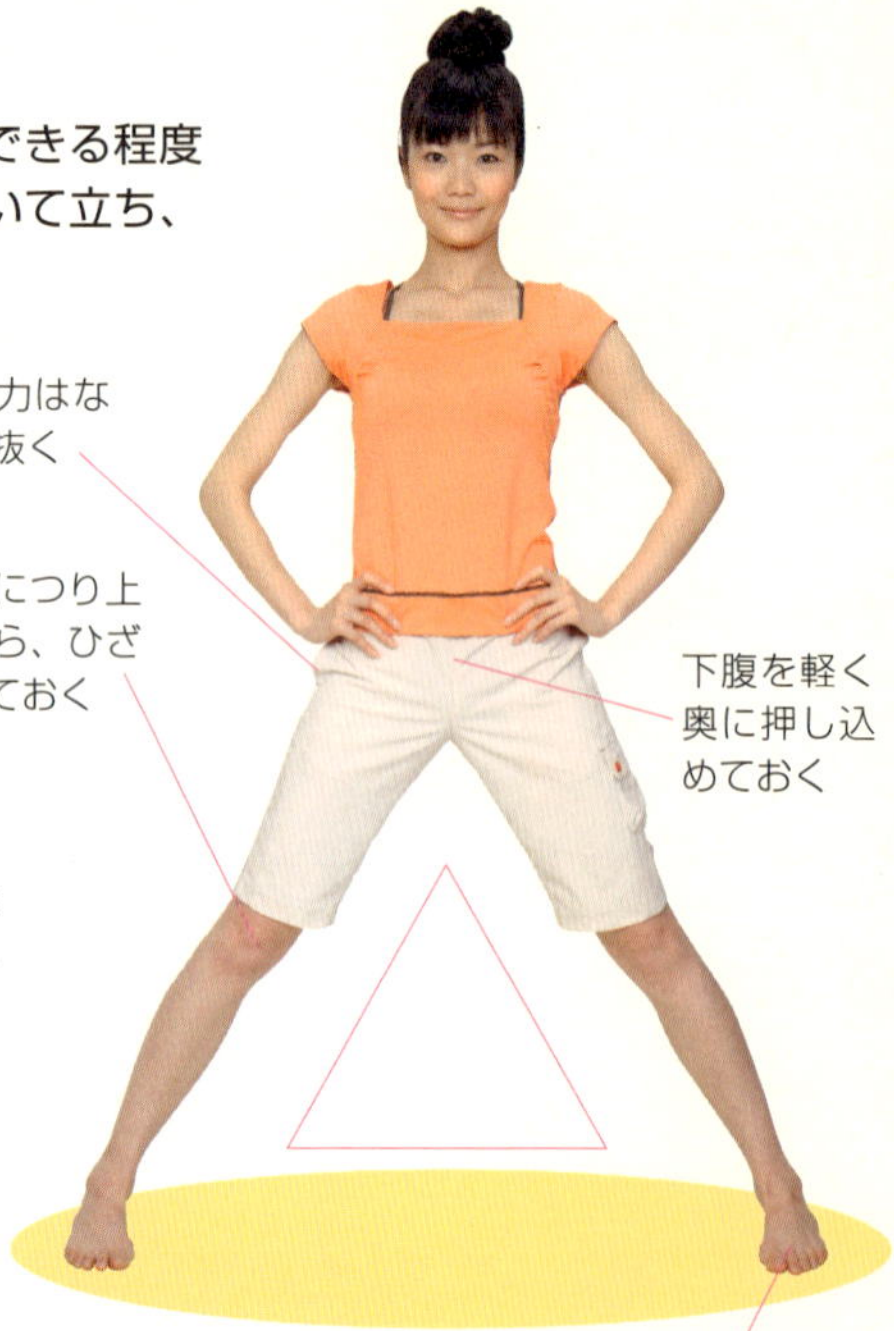
お尻の力はなるべく抜く
ひざ小僧を軽く上につり上げるようにしながら、ひざ関節は軽くゆるめておく
下腹を軽く奥に押し込めておく
足先は外側に向けず正面に

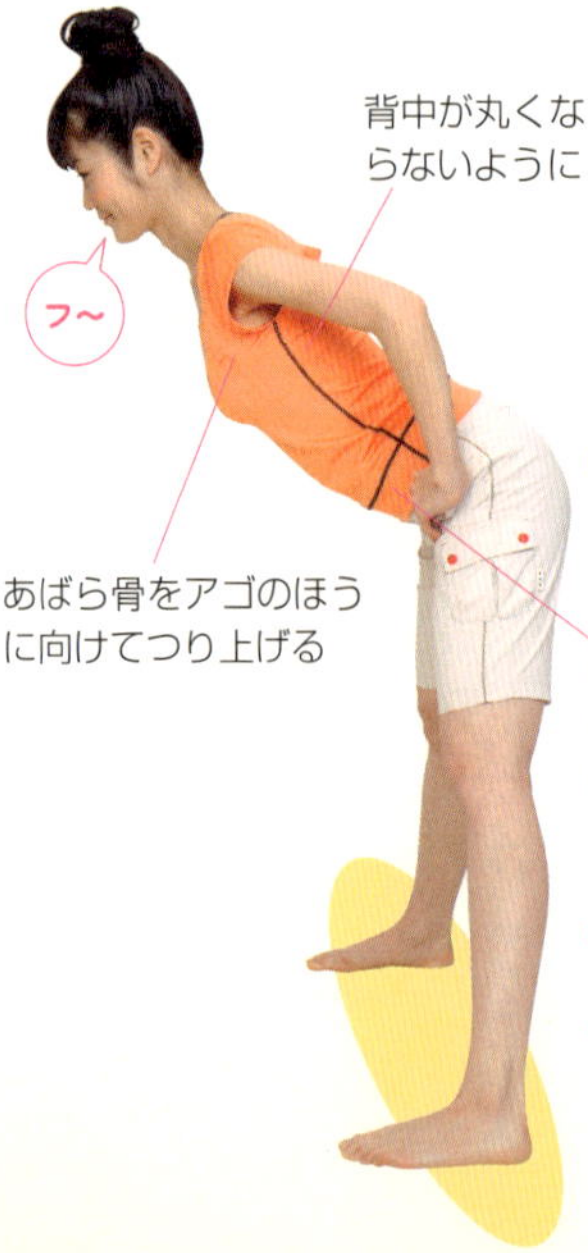
背中が丸くならないように
フ〜
あばら骨をアゴのほうに向けてつり上げる
前屈する間も、しっかりと下腹を奥にへこませておく

2 息を吸いながら胸を張り、吐きながら腰が痛まない範囲で、ゆっくりと前屈する

効果のポイント

骨盤が安定して代謝が高まり、背中とお尻が引きしまる！

3 背中が水平になったら、ひざに手をのせて30秒～1分程度深呼吸。戻るときも、しっかりと下腹を奥へへこませ、息を吸いながら**1**に戻る

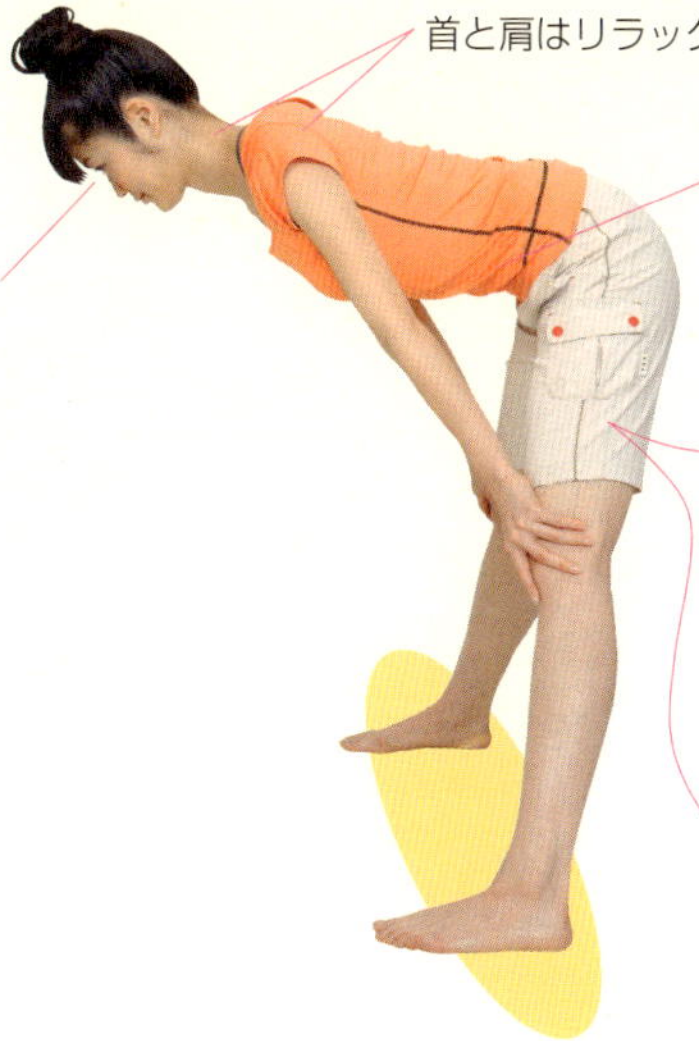
首と肩はリラックス
下腹は軽く奥へつり上げる
真下を見て、首の後ろのラインをまっすぐに伸ばす

ここがポイント

このときの内ももが引きしまった感じが骨盤の「しめる」を助けてくれる

余裕がある人は……

3から手を床について、30秒～1分ほど深呼吸する

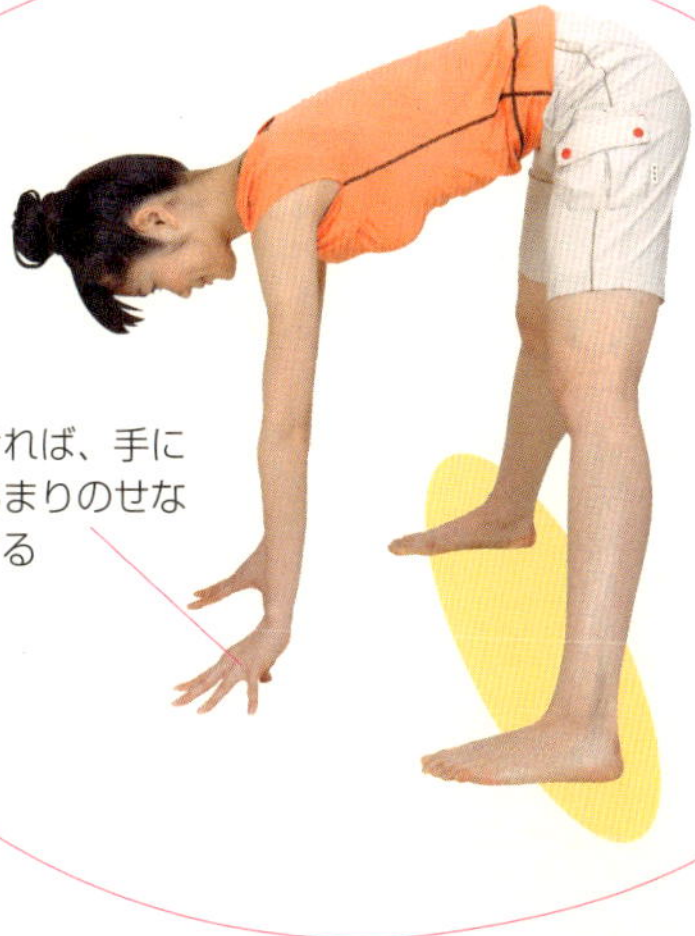
つらくなければ、手には体重をあまりのせないようにする

立ち木のポーズ

片足でバランスをとりながら、太ももを閉じる力を養うポーズ。太ももを内側に寄せる筋肉が衰えていると、片足でバランスをとることが苦しくなります。このポーズは、反対側の足裏と軸足とで押し合いをするため、この筋力が鍛えられるのです。

1 両足を骨盤の幅に開いて立つ

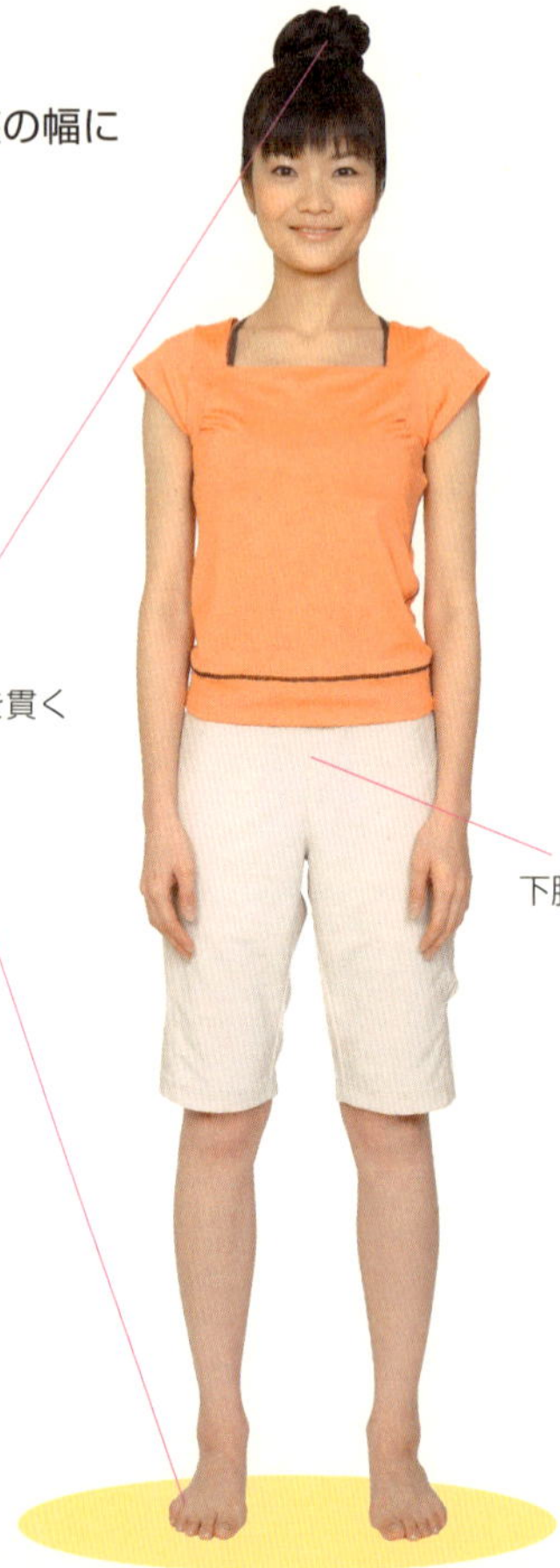
頭頂と足裏とで天地を貫くようなイメージで立つ
下腹を軽くへこませる

太ももの内側のラインがスッとキレイに伸びる！

2 ゆっくりと体重を右足に移動させ、浮いた左足の裏を右太ももの内側へ押しつける

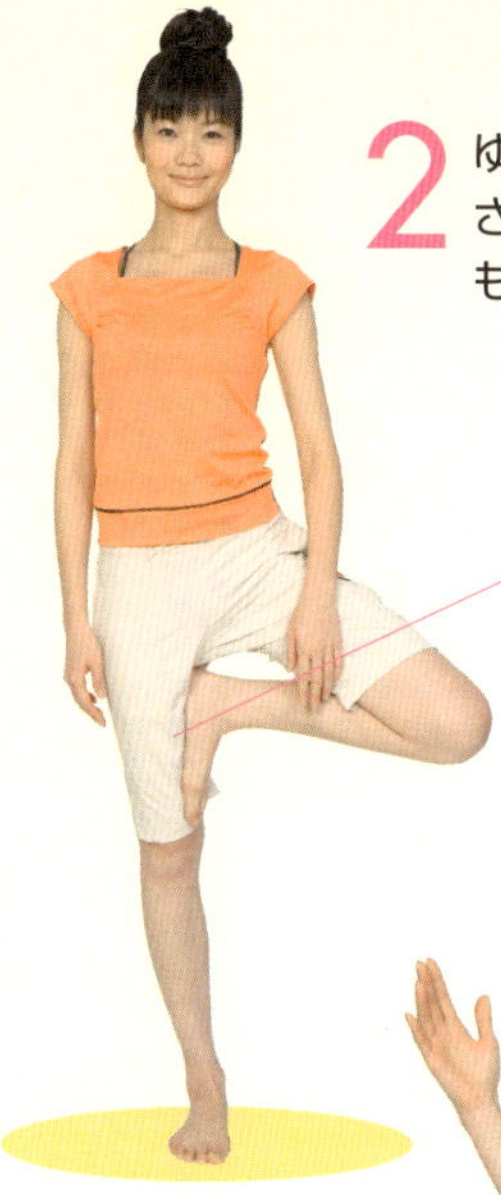

痛まない程度に右太ももと左足裏を押しつけ合う

3 息を吸いながらバンザイし、この姿勢で30秒～1分程度深呼吸。息を吐きながら1に戻り、逆足も同様に行う

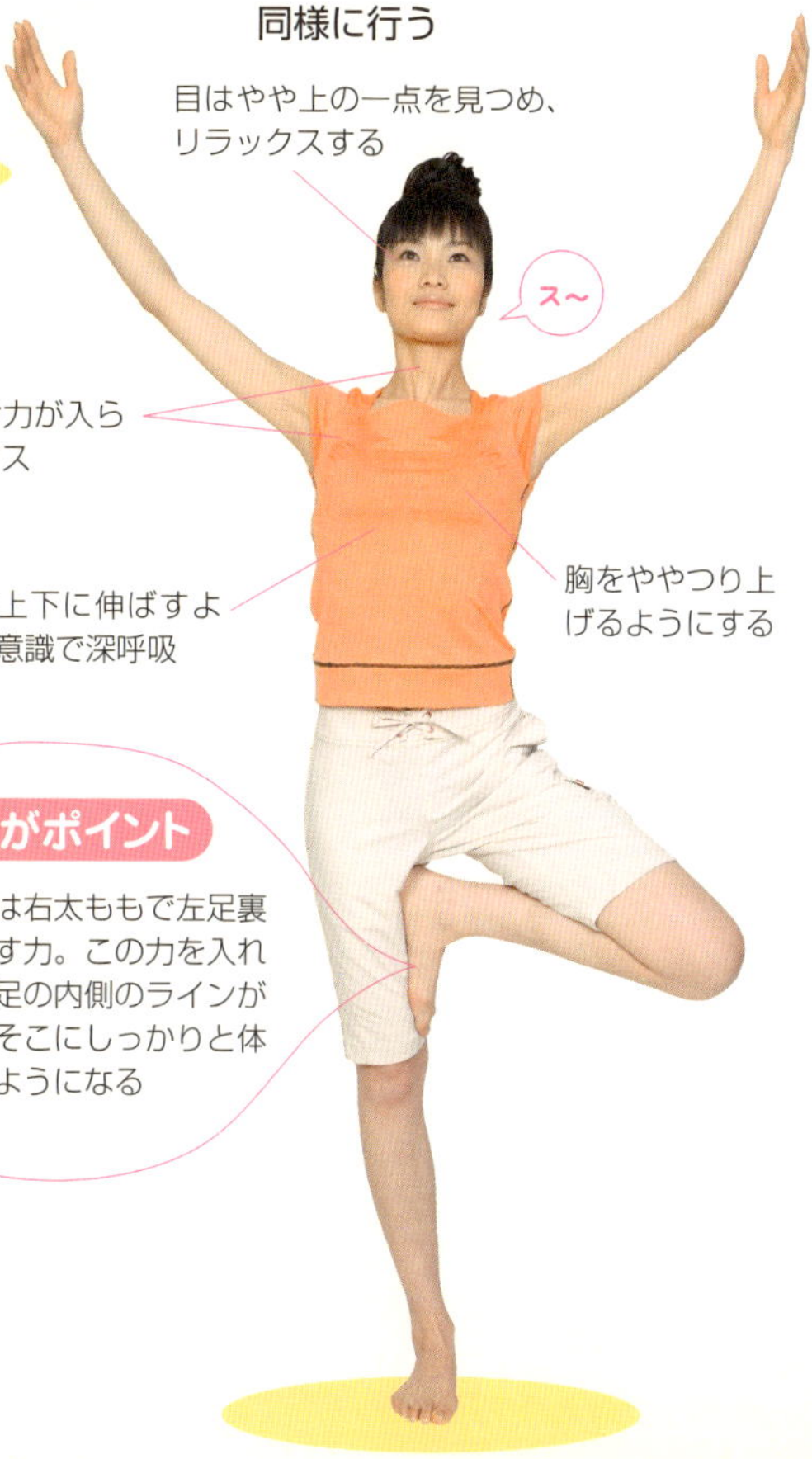

目はやや上の一点を見つめ、リラックスする

首と肩はできるだけ力が入らないようにリラックス

体を上下に伸ばすような意識で深呼吸

胸をややつり上げるようにする

ここがポイント

大切なのは右太ももで左足裏を押し返す力。この力を入れると、右足の内側のラインが伸びて、そこにしっかりと体重がのるようになる

かんぬきのポーズ

全身の伸びをとても手軽に味わえるおすすめポーズ。横に倒そうと意識しすぎると伸びる感覚が薄れるので、倒すことよりも伸びることを味わうように意識してください。ポーズ中に下腹をへこませると、伸びの違いを実感することができるでしょう。

1 左足をひざ立ちにして、右足をまっすぐ右に伸ばす

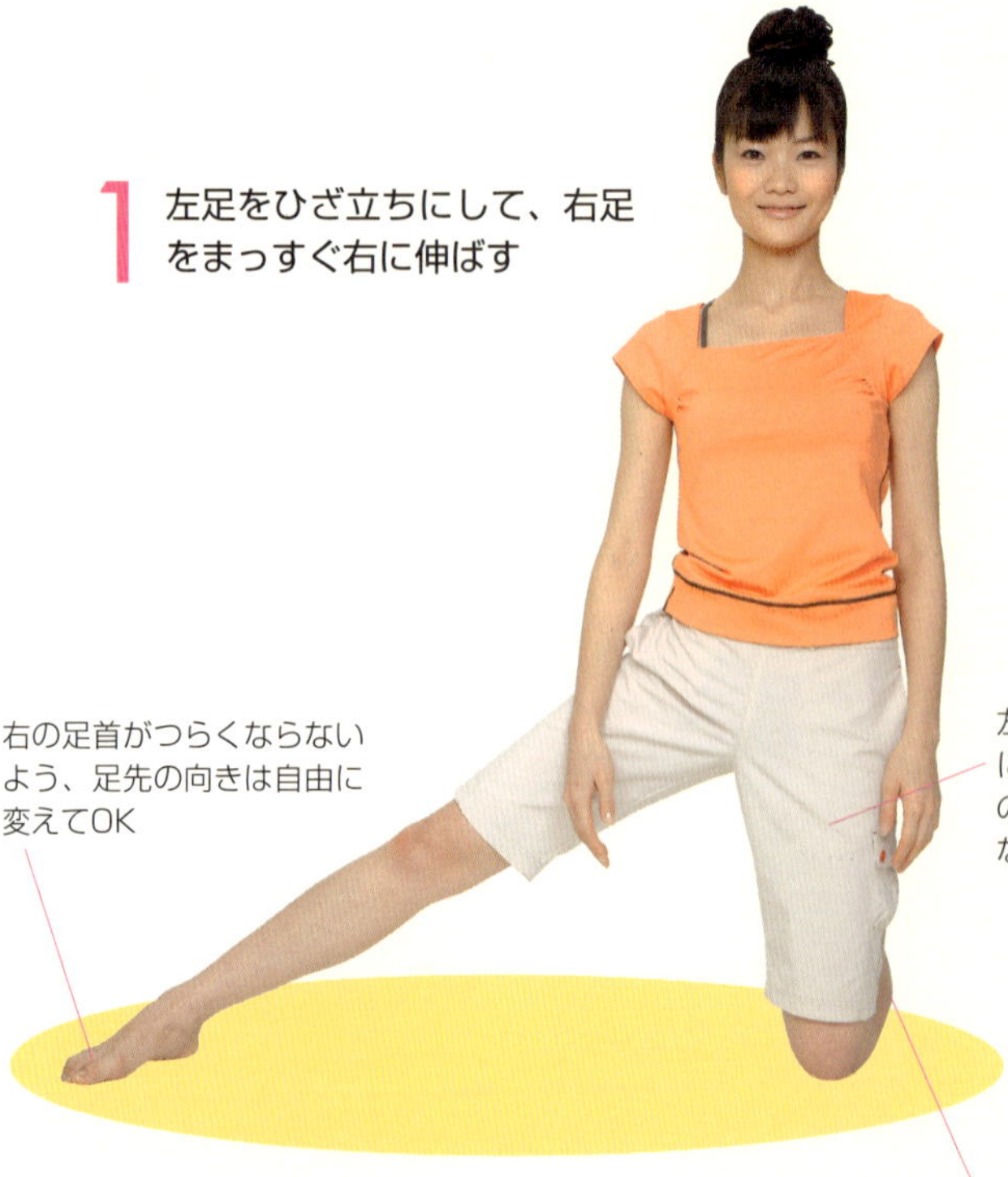

右の足首がつらくならないよう、足先の向きは自由に変えてOK

左の太ももは垂直に。痛ければひざの下にクッションなどを敷いて

左足先は立てても寝かしてもOK

心と体のだるさを取る！　わき腹にくびれができる！

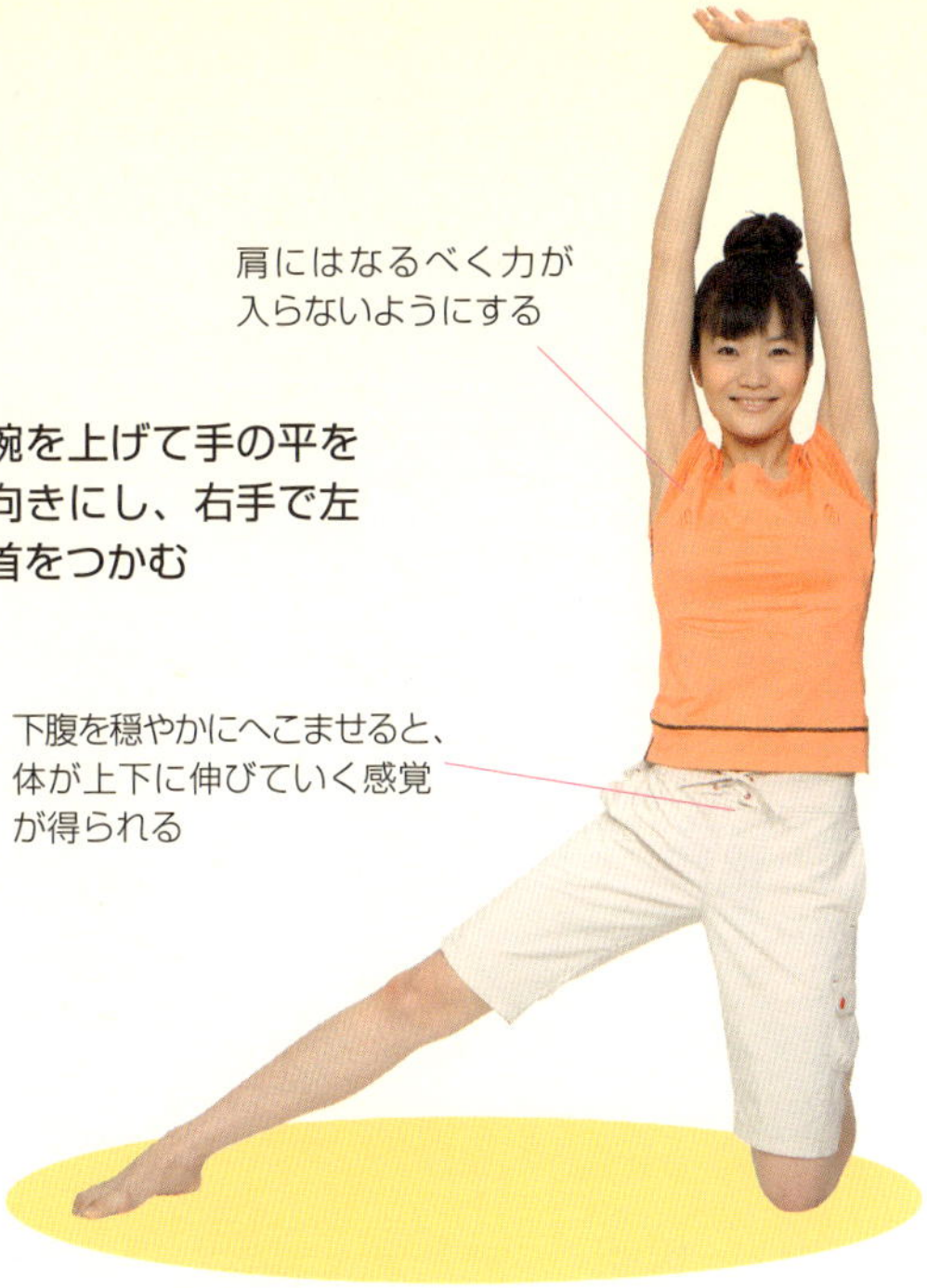

肩にはなるべく力が入らないようにする

2 左腕を上げて手の平を上向きにし、右手で左手首をつかむ

下腹を穏やかにへこませると、体が上下に伸びていく感覚が得られる

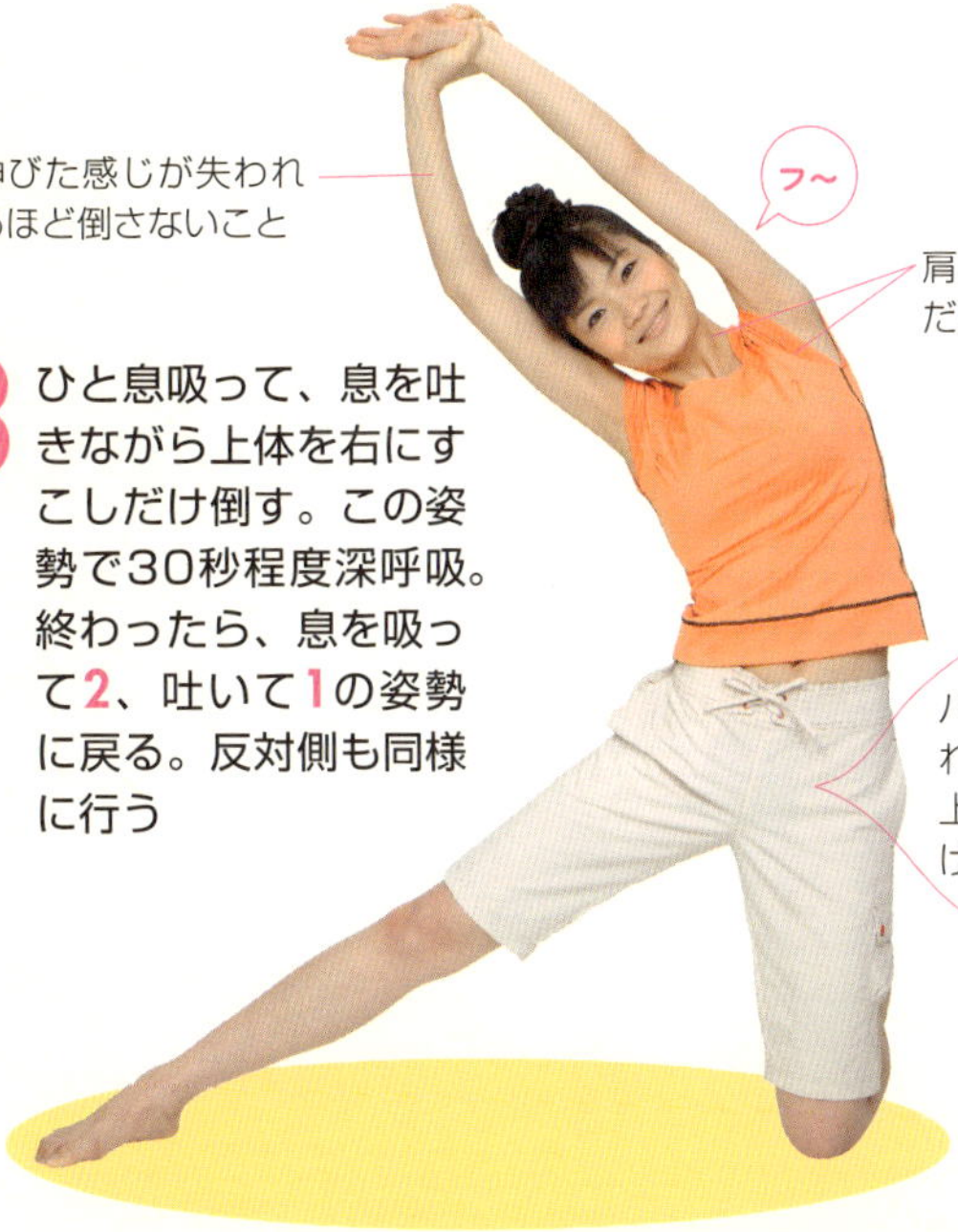

伸びた感じが失われるほど倒さないこと

肩と首はできるだけリラックス

3 ひと息吸って、息を吐きながら上体を右にすこしだけ倒す。この姿勢で30秒程度深呼吸。終わったら、息を吸って**2**、吐いて**1**の姿勢に戻る。反対側も同様に行う

バランスがくずれるようであれば、上下に伸びるだけでもOK

太鼓橋《たいこばし》のポーズ

骨盤と背骨の伸びを助けながら、姿勢の悪さを矯正する優れもののポーズ。骨盤をがむしゃらに持ち上げようとするとポーズのキープにとても力が入って疲れますが、下腹を軽く引きしめながら上手に伸びると、驚くほど小さな力で骨盤が安定してキープがラクになります。

1 あおむけになって寝て、立てひざをする。腰を床に押しつけながらひと息吐く

フ～
足は骨盤の幅、かかとはお尻から20cm程度離したところにおく
へその真裏あたり、ズボンのゴムひものラインを床に押しつける
首と肩の力は抜いてリラックス

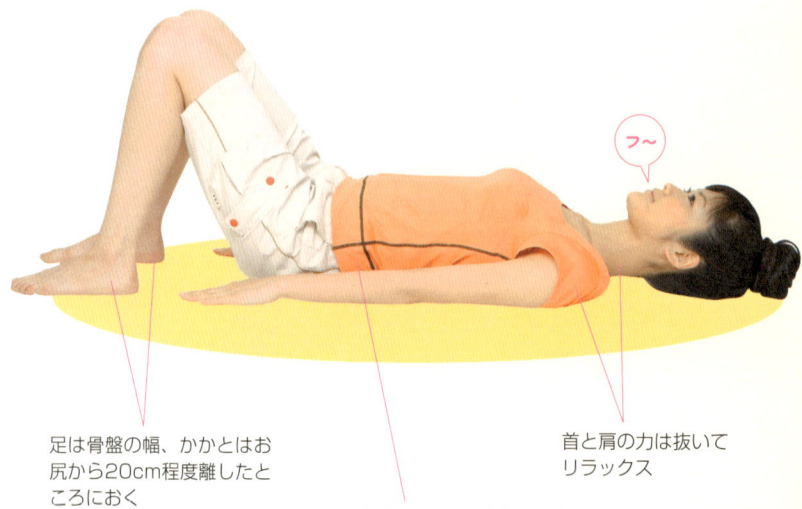

効果のポイント

背骨が伸びて猫背を直し、美しい上半身のラインをつくる！

2 息を吸いながら、骨盤をゆっくりと持ち上げる。この姿勢で30秒～1分程度深呼吸。終わったら、息を吐きながらゆっくりと**1**に戻す

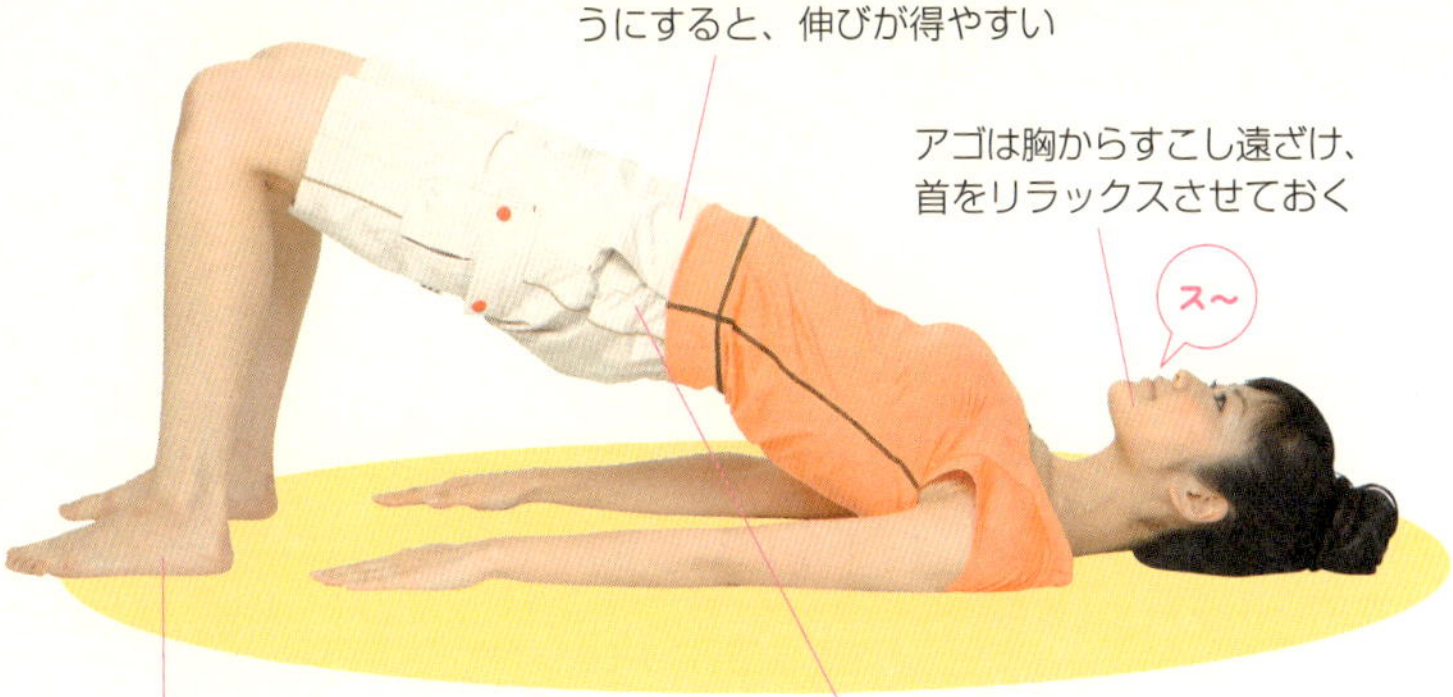
下腹を穏やかにへこませるようにすると、伸びが得やすい
アゴは胸からすこし遠ざけ、首をリラックスさせておく
ス～
足の裏の内側のラインでしっかりと床を踏みつけるようにする
骨盤を上に持ち上げるというよりは、体を縦に伸ばすような気持ちで

すこし余裕がある人は……

余裕があれば、腰の下で手を握り合わせ、ひじをゆっくりと伸ばして肩甲骨を寄せると、胸の広がりが強調される

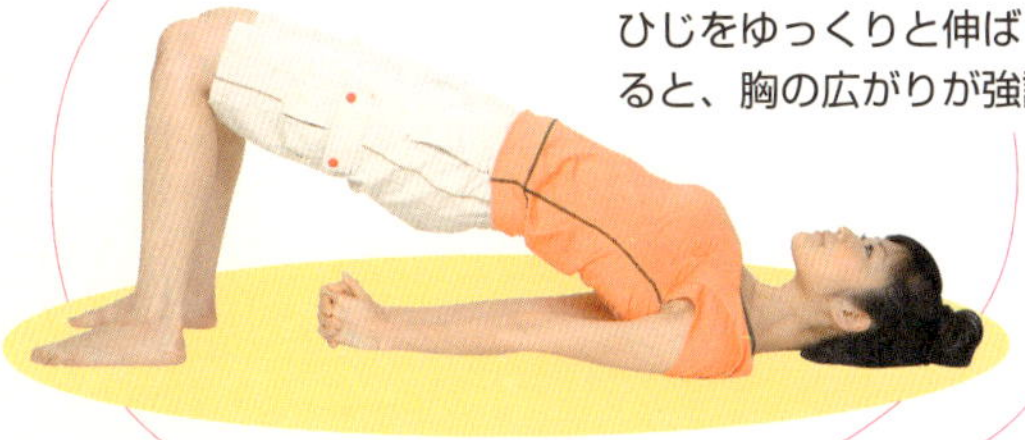

これはNG

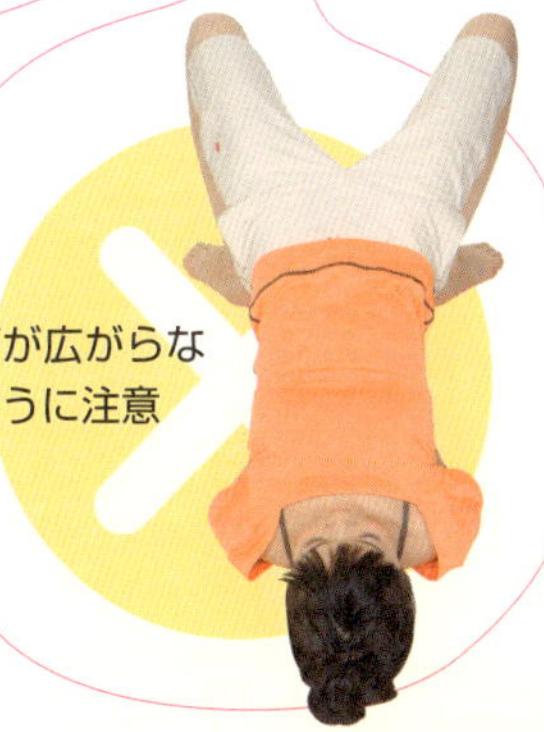
ひざが広がらないように注意

英雄のポーズ

骨盤を理想的な状態に保つ練習を行うのに最適なポーズ。立位で腰を沈めるため、自然と骨盤が起きて引きしまります。あとはお尻をゆるめ、下腹をへこませながら背骨を伸ばすと、理想的な骨盤の状態が得られます。骨盤ヨガ❶～❹のすべてを練習するのにはとてもおすすめです。

1 両足を大きく開いて立ち、右足先を右へ、左足先を正面に向ける

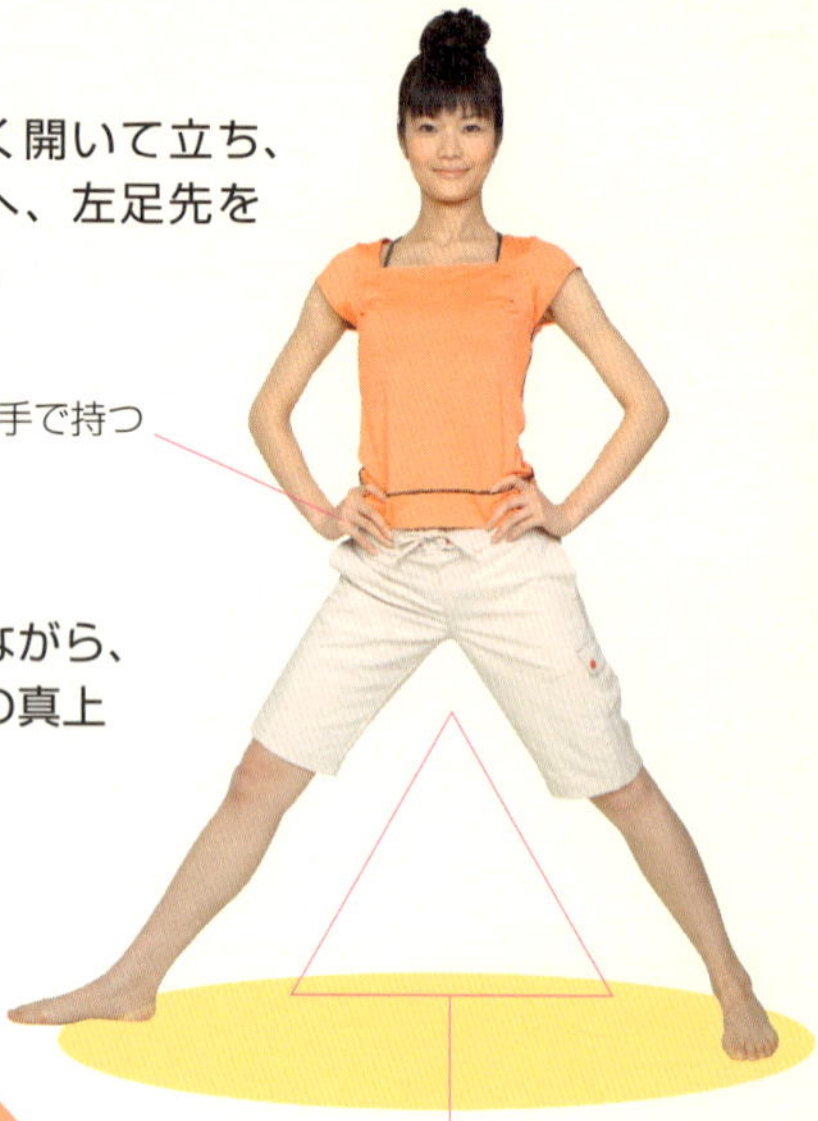
骨盤を手で持つ
股下に正三角形ができる程度

2 そのままの姿勢で息を吐きながら、右ひざを曲げ、右くるぶしの真上にひざが来たらストップ

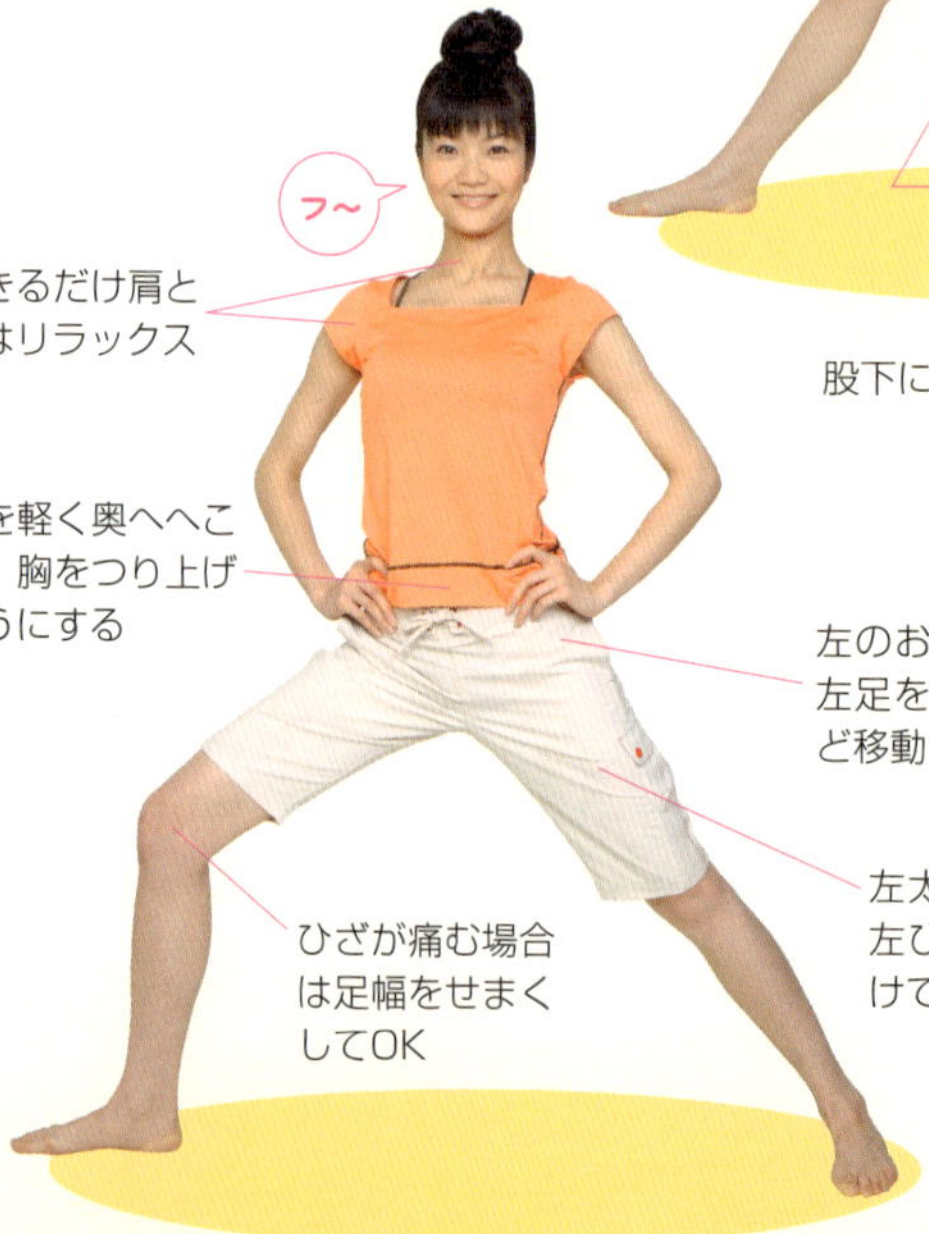
フ～
できるだけ肩と首はリラックス
下腹を軽く奥へへこませ、胸をつり上げるようにする
左のお尻や腰が痛い場合は、左足を足先の方へ10cmほど移動させて行う
ひざが痛む場合は足幅をせまくしてOK
左太ももに少し力を入れ、左ひざを少しだけ股間に向けて吸い上げるようにする

効果のポイント

骨盤が理想状態に落ち着き、心のバランスが安定する！

3 息を吸いながら、両手を左右に広げて肩の高さまで持ち上げる。この姿勢で30秒程度深呼吸。終わったら、息を吐きながら**2**へ、吸いながら**1**へ戻る。逆も同様に行う

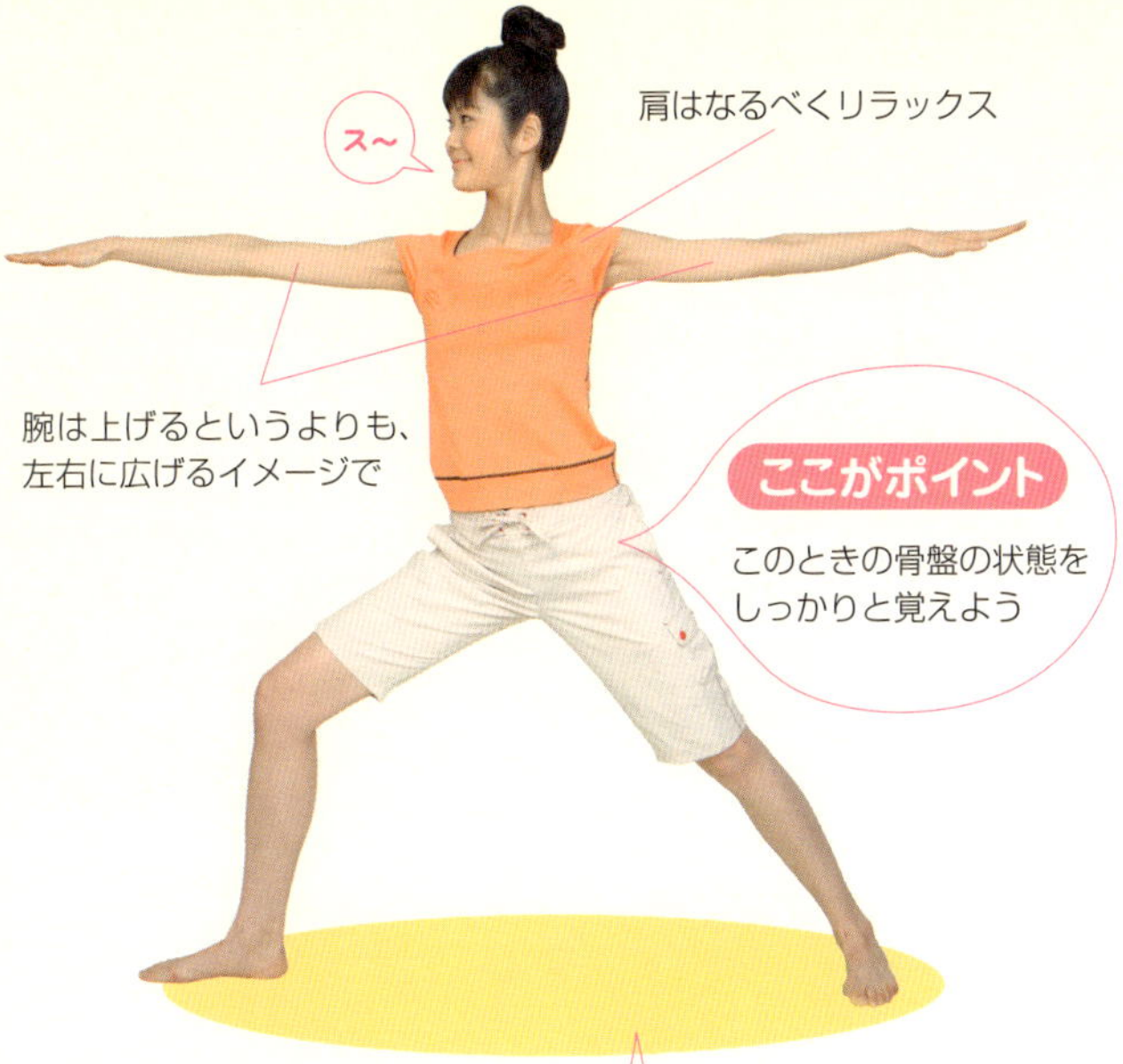
ス～
肩はなるべくリラックス
腕は上げるというよりも、左右に広げるイメージで
ここがポイント
このときの骨盤の状態をしっかりと覚えよう

すこし余裕がある人は……

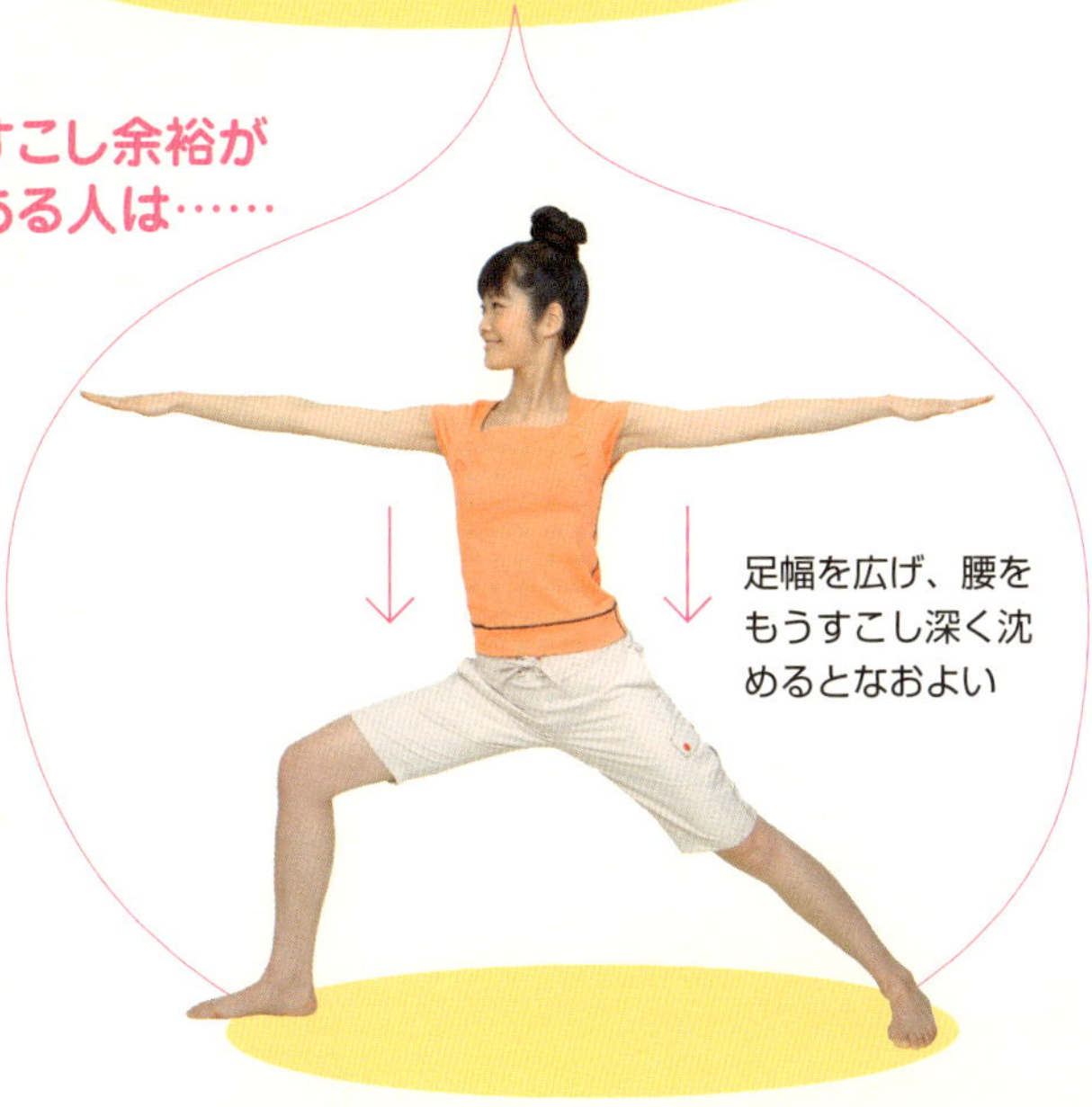
足幅を広げ、腰をもうすこし深く沈めるとなおよい

下を向いた犬のポーズ

これも骨盤を理想的な状態に保つ練習を行うのに最適なポーズ。骨盤ヨガの完成度が高くなればなるほど、ポーズの安定感が増し、長時間のキープがラクになります。すぐ疲れてしまうのは、骨盤ヨガの完成度が低いというバロメータ。数分キープしても疲れない状態を目指し、骨盤ヨガに取り組みましょう！

1 正座から上体を前に伸ばし、両手を前に伸ばす

ひじは床につく程度に伸ばしておく

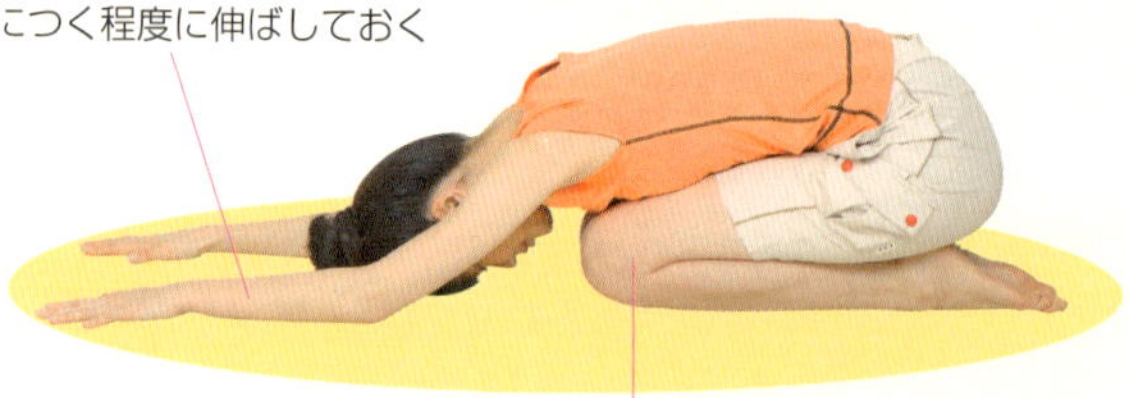

ひざが痛い場合は、ひざの下に毛布を敷くとよい

2 息を吸いながら四つんばいになる

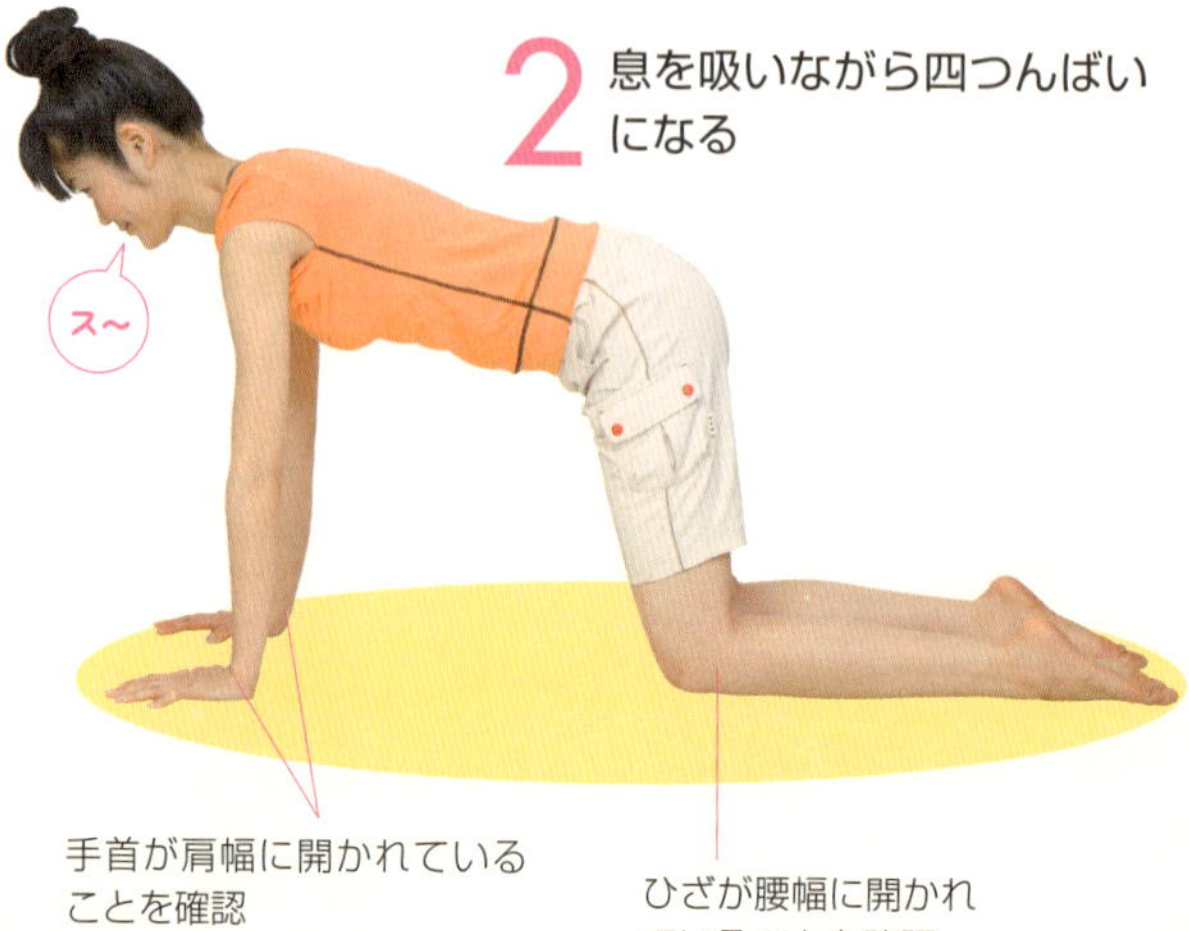

手首が肩幅に開かれていることを確認

ひざが腰幅に開かれていることを確認

効果のポイント

骨盤がバランスよく整い、太りにくい体質になる！

3 下腹を押し上げられるようなイメージでお尻を持ち上げ、背骨を気持ちよく伸ばしていく。この姿勢で30秒〜1分程度深呼吸を行う。吐く息で**2**、**1**の順で戻る

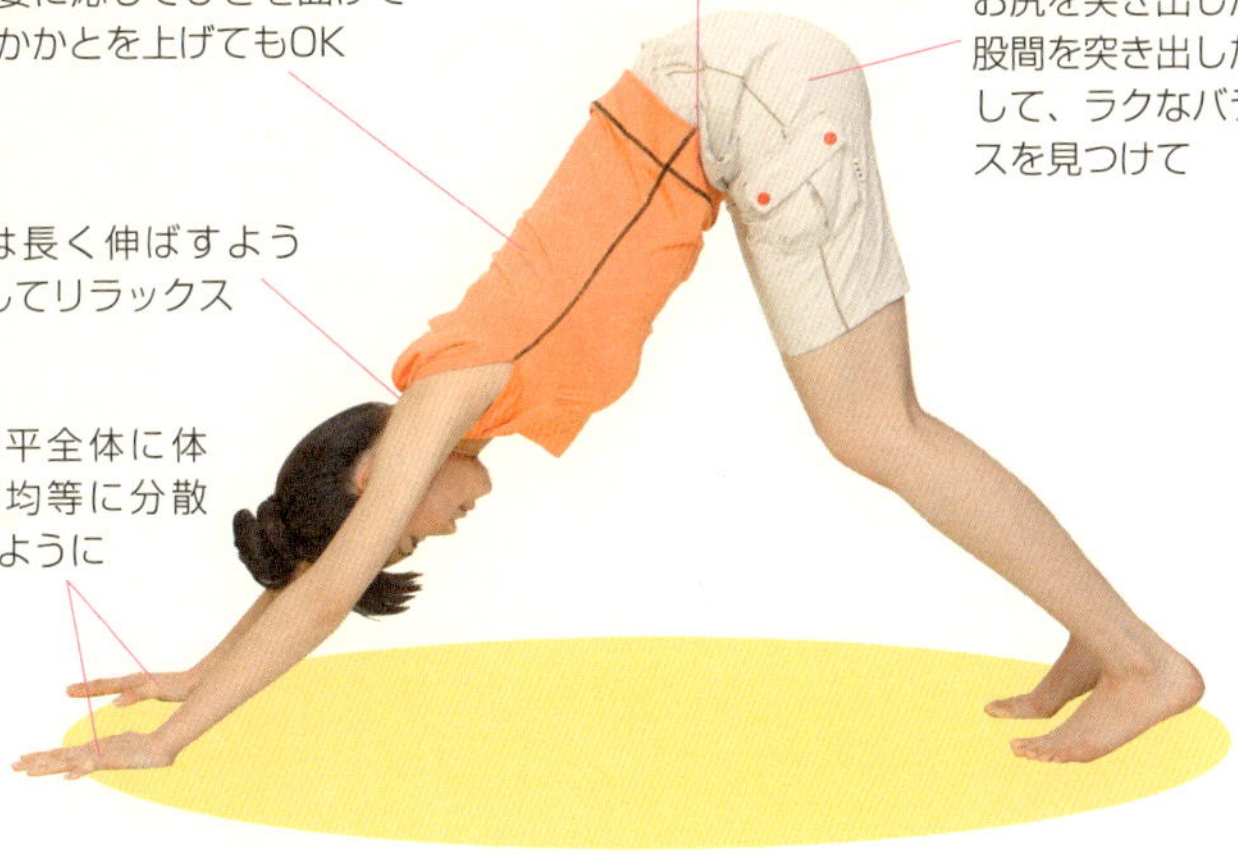
下腹を奥へ軽くへこませるようにしながら、背骨を気持ちよく伸ばす
背骨を伸ばすことが大切。必要に応じてひざを曲げてもかかとを上げてもOK
お尻を突き出したり、股間を突き出したりして、ラクなバランスを見つけて
首は長く伸ばすようにしてリラックス
手の平全体に体重が均等に分散するように

すこし余裕がある人は……

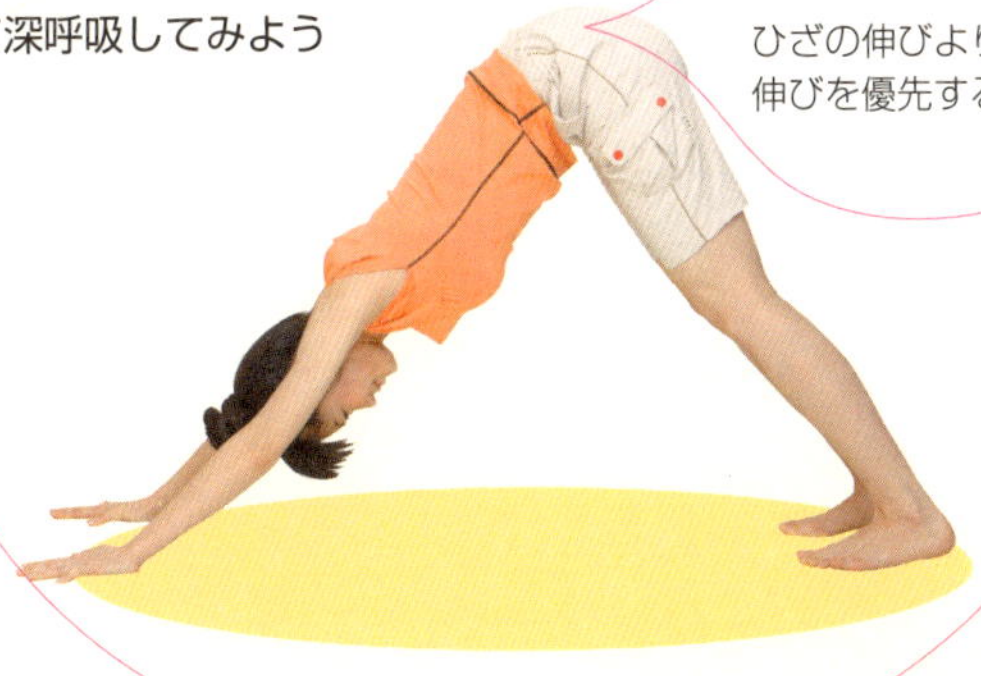
かかとをなるべく床につけたまま、ひざを伸ばして深呼吸してみよう
ここがポイント
ひざの伸びよりも腰の伸びを優先する

ヨガポーズ"アーサナ"の語源

最終章では、骨盤ヨガを深めるヨガポーズが登場しましたが、やはりポーズがあったほうがヨガらしく、しっくりきたという方も多いのではと思います。

ところでこのヨガのポーズですが、サンスクリット語（インドの古語）では「アーサナ」と呼ばれています。アーサナの語源は、坐《すわ》るという動詞 as（アース）で、これが名詞になってAsana（アーサナ）、つまり「坐り方」「坐法《ざほう》」という意味になったものです。

今から何千年も昔、ヨガがまだ生まれたばかりのころには、実は例のぐにゃぐにゃポーズは存在せず、ただ坐って瞑想するだけがヨガだったのです。

瞑想というのは、心を理想的な集中状態にするための鍛錬法のことですが、その理想的な心の状態をつくるための、理想的な坐り方のことをアーサナと呼んでいたのです。

どんな坐り方をすれば心の調子が上がるのか。言いかえると、姿勢をどう正せば心がよい状態になるのか、その一点を追求したのがアーサナなのです。

そして、やはり姿勢づくりのなかで大切になるのが骨盤の状態。

骨盤は姿勢の土台ですから、アーサナの要《かなめ》が骨盤にあることが、語源からも納得できます。

そして長年の年月を経て、多くのぐにゃぐにゃのポーズが編み出されてきたのですが、形が変われど本質は変わらず。どんなポーズが生まれようとも、その本質である姿勢、そしてその要である骨盤が大切なのは変わりないのです。

おわりに

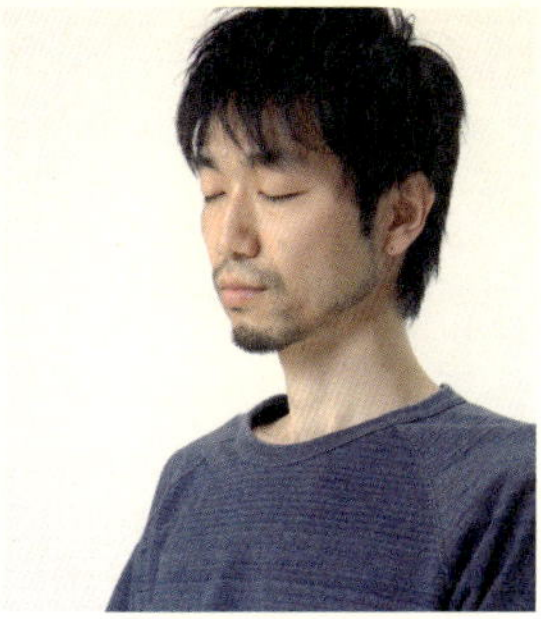

いま私はアメリカの西海岸にある、ベニスという街でこの原稿を書いています。ほぼ毎年、日本以外のどこかでヨガの修行を行っているのですが、今年は冬の西海岸で自分自身のヨガを深めています。

朝は日の出のころから少し肌寒いビーチに出かけ、打ち寄せる波の音に耳を傾け、空を飛ぶ鳥を眺め、そして海の香りを楽しみます。そんなとき、瞑想といわないまでも頭のなかを少し静かに保ってみると、五感を通して伝わってくる自然の営みがとても心地よく、その感覚に身を任せ、その瞬間を満喫することができます。

そんな贅沢な時間を過ごしていると、いかにふだんの生活が五感を閉ざし、偏った頭の使い方を繰り返し、一瞬一瞬を楽しむチャンスを失っていたかを思い知ります。

確かに自然のなかではそういった感覚を取り戻しやすいのですが、それでも自然のなかだから特別にできることではないはずです。通勤電車のなかで、仕事の合間に、食事の前後に、いたる所で私たちはそっと頭のなかを空っぽにし、少しだけ静寂に保ち、閉じ込めていた心を解放することができるはずです。

ただ、実際のところ、いくら頭のなかを静かにしよう、五感に向けて心を開こうと思っても、スイッチが突然切り替わってくれるわけでもありません。

そんなとき、だからこそ骨盤の状態を少し変えてあげることが必要なのです。骨盤の状態を少し調整するだけで、頭のなかの様子ががらりと変わります。安定感が生まれ、解放感が生まれ、そして静寂が訪れます。

ふだんの生活の、ささやかなワンシーンのちょっとした気配り。

そんな、ほんの少しの骨盤調整から、毎日を変えていけたらいいですね。

綿本彰

綿本　彰　Akira Watamoto

日本ヨーガ瞑想協会会長。綿本ヨーガスタジオ主宰。

1970年大阪生まれ。神戸大学システム工学科卒業後、ロサンゼルス、ロンドン、インドに渡り各地でヨーガ、アーユルヴェーダを研修。1994年から父である故綿本昇名誉会長に師事しながらヨーガの指導を開始。現在は、日本ヨーガ瞑想協会の会長として各地でヨーガの指導、指導者の育成にあたるほか、家庭でできるアーユルヴェーダの普及を目指して原稿執筆や講演活動、各地でワークショップを行っている。著書に『シンプル・メディテーション』『Yogaではじめる　瞑想入門』（以上、新星出版社）、『綿本彰のパワーヨーガ パーフェクトレッスン』（NHKエンタープライズ）、『1分間パワーヨーガ・ダイエット』（講談社）ほか多数。
●日本ヨーガ瞑想協会　http://www.yoga.jp

表紙・本文イラスト　ワタナベチヒロ
表紙・本文デザイン　島崎幸枝
撮　　影　NORICO
ヘア・メイク　田宮裕子(Bloom Beauty Science Co.,Ltd.)
スタイリスト　遠藤雅美
モ　デ　ル　丸山奈緒(ANELA)
衣 装 協 力　ゴールドウイン(ダンスキン) 0120-307-560
撮 影 協 力　Bloom Beauty Science Co.,Ltd.
編　　集　小野眞由子（風土文化社）

綿本彰《わたもとあきら》の骨盤《こつばん》ヨガ

2009年3月22日　第1刷発行

著　者　綿本《わたもと》　彰《あきら》
発行者　赤坂了生
発行所　株式会社双葉社
〒162-8540 東京都新宿区東五軒町3番28号
[電話] 03-5261-4818(営業) 03-5261-4839(編集)
http://www.futabasha.co.jp/（双葉社の書籍・コミック・ムックが買えます）
印刷・製本所　図書印刷株式会社

ISBN978-4-575-30114-4 C0076